TEMOIGNAGES

"L'auteur réussit à fournir des informations factuelles, sans porter de jugement, dans des termes simples. Dans l'ensemble, la voix de l'auteur reste calme et informative, et le contenu ne semble pas être sensationnaliste ni basé sur des données choisies au hasard. Le livre devrait constituer une ressource utile pour les lecteurs intéressés par le sujet."

- BlueInk Review

"Le livre d'Antoine kanamugire, *Les 21 vérités cachées sur la Marijuana*, tombe à pic dans le contexte social. Quel bel ouvrage pertinent, élégant, avec le bon ton. À laisser dans sa salle d'attente... ou dans la chambre de son ado!"

- Dr Evelyne Thuot, Médecin, psychiatre,

"Merci à l'auteur pour ce superbe livre facile à lire et bourré d'informations pertinentes pour tout le monde en particulier les jeunes de 21 ans et moins. Toutes les écoles secondaires devraient d'ailleurs en avoir plusieurs exemplaires et même en faire une lecture obligatoire. Merci aussi pour le respect, le non jugement et les citations remplies d'espoir."

- Clodine Desrochers, animatrice de télévision, auteure, conférencière et mère d'une adolescente.

"Une lecture incontournable pour tous ceux qui fument du cannabis ou envisagent de le consommer régulièrement. Les illustrations seules incluses par l'auteur racontent leur propre histoire et permettent au lecteur de faire le voyage vers la liberté."

- Fran Lewis, book pleasures review, vétéran des écoles publiques de New York, membre de Who's Who des enseignants américains et Who's Who des dirigeants américains de Cambridge

"*Les 21 vérités cachées sur la marijuana* est une référence à lire pour tous. C'est un livre qui est complet et facile à comprendre. Il touche à vraiment plusieurs sujets et sphères de vie concernés ou affectés par la consommation de marijuana. L'auteur informe avec beaucoup de respect pour le lecteur et invite à la réflexion pour une prise de décision éclairée."

- **Mélanie Canuel**, Infirmière clinicienne en psychiatrie

"Facile à lire, *Les 21 vérités cachées sur la marijuana* gagnerait à être distribué dans les écoles! Ce serait un excellent outil de travail élève/ professeur… Il permettrait de débattre autour d'un thème dont nous n'avons décidément pas encore fini d'entendre parler !"

- **Mitsou magazine (par Alexandra Filliez)**

"Le livre s'adresse à tout le monde, qu'il s'agisse d'un utilisateur, d'un ami, d'un parent, d'un frère, d'une sœur, d'un oncle, d'un décideur politique ou de toute autre personne qui veut comprendre les effets de la marijuana. L'idée la plus frappante que j'ai retenue est que, si l'on a moins de 25 ans, fumer de la marijuana n'est peut-être pas la meilleure idée. Le livre donne des informations sans juger qui que ce soit. Je le recommande fortement !"

- **Moses Gashirabake**, avocat, membre du conseil d'administration, Fondation canadienne des relations raciales (FCRR)

"Une fois que j'ai commencé à lire ce livre, je n'ai pas pu arrêter. Chaque maison devrait en avoir un ou deux. Facile à lire et très instructif. J'en ai acheté trois pour mes amis, il suffit de le laisser trainer dans votre maison, vous ne savez jamais, cela peut sauver vos enfants un jour."

- **Frédéric Ntawiniga**, Maitrise en ingénierie, analyste programmeur principale, Gouvernement fédéral du Canada

PROTÉGEONS NOS JEUNES

LES 21 VÉRITÉS CACHÉES SUR LA MARIJUANA

ANTOINE KANAMUGIRE, MD

Table des matières

Sincères remerciements

Je veux tout d'abord remercier ma merveilleuse épouse, Ange, et nos quatre jeunes enfants, pour leur amour, leur affection, leur bonté et leur soutien sans bornes dans la vie de tous les jours et pendant le processus de rédaction de ce livre.

De façon personnelle, j'exprime ma reconnaissance à mes grands frères pour leur présence et soutien alors que je grandissais sans père, perdu en jeune âge. Merci pour votre amour fraternel, votre soutien et votre intarissable force.

Je suis reconnaissant pour la mémoire de mon père, de ma mère et de mes sœurs qui nous ont tous quitté trop tôt, mais qui m'ont laissé des mémoires inspirantes remplies d'amour, d'espoir, de grâce, de courage et du vrai sens de l'honneur.

Je veux remercier mes patients qui ne cessent de m'inspirer et m'aider à grandir professionnellement et personnellement. Votre courage, votre humilité à demander de l'aide, votre persévérance et votre détermination à vous battre sont une source d'inspiration constante, chaque journée de ma vie.

J'exprime ma reconnaissance envers:

Le frère René D. Roy, qui n'a jamais cessé d'ouvrir les portes pour une meilleure éducation, non seulement pour moi, mais aussi pour plusieurs dizaines de jeunes dans le besoin. Je ne pourrai jamais trouver les mots pour exprimer la reconnaissance que j'ai envers son amour, sa bonté, son humilité et son soutien constant tout au long de ces belles années.

Le Dr Paul Grand'Maison de l'Université de Sherbrooke pour l'inspiration qu'il a insufflée à toute une génération d'étudiants en médecine par son amour, son affection et par sa présence chaleureuse qui nous ont appris bien plus que les mots ne le feront jamais. Merci pour votre soutien.

La Dre Béatrice Granger, le Dr Guy Leveillé, le Dr Daniel St-Laurent, le Dr Didier Jutras-Aswad, le Dr Stéphane Proulx, la Dre Florence Chanut, le Dr Cédric Andrès, le Dr Michel Paradis, la Dre Francine Morin, la Dre Christiane Bertelli, le Dr Rémi Coté, la Dre Amal Abdel-Baki, la Dre Mimi Israël, le Dr Serge Beaulieu, Le Dr Hani Iskandar, la Dre Karine Goulet, le Dr Pierre-Paul Yale, le Dr Jacques Bernier, la Dre Mylène Valiquette-Lavigne, la Dre Chantal Lemire, le Dr Don Fujito, la Dre Chris Abbott, la Dre Linda Jordan Platt et bien d'autres mentors pour votre excellence dans le partage de votre savoir, pour votre attention, pour votre soutien et pour m'avoir aidé à forger ma vie professionnelle.

À mes collègues et collaborateurs, anciens et présents, près ou loin, merci de votre présence, de discussions toujours pertinentes et pour votre dévouement à faire de ce monde un monde meilleur.

Pour tous ceux qui mènent un combat contre une dépendance quelconque, je souligne votre courage et votre conviction personnelle à vous battre pour avoir une vie meilleure.

Je veux aussi souligner les efforts des intervenants qui travaillent sans relâche pour aider les patients à surmonter le fardeau de la dépendance. Que ce soit les thérapeutes, les médecins, les infirmiers et infirmières, les intervenants en toxicomanie, les membres de la famille, les guides spirituels ou religieux, ou bien les dirigeants communautaires, j'admire votre courage et votre ténacité à aider.

Je veux remercier tous mes amis, mes neveux et nièces, ainsi que mes proches qui m'aident à garder mon équilibre dans ce monde effréné. Par votre bonté, votre amour, votre sens de l'humour et le temps passé ensemble, ma vie est plus riche et remplie de sens. Je veux surtout remercier les membres de ma famille de cœur, Denis Auray et Fleurette Morin, qui ont joué un grand rôle parental par leur amour lorsque j'en avais le plus besoin.

Enfin, j'exprime ma profonde reconnaissance à Thomas Layton-Smythe, Isabelle Carrière, Viviane Cholette, Jocelyne Bouchard, Eric Moses Gashirabake et Frédéric Ntawiniga pour votre professionnalisme et votre contribution tout au long du processus de rédaction, de création des illustrations et pour votre soutien de bien des façons pendant le processus d'édition et de distribution de ce livre.

Introduction

« Il est facile de se lever avec la foule, il faut du courage pour se lever seul »

—Mahatma Gandhi

J'écris ce livre avec amour, avec passion, par souci pour mes concitoyens du monde et par devoir personnel. Je ressens le besoin de m'exprimer et de mobiliser ma génération et les générations futures. Je vous écris parce que je crois en vous! Je crois en votre capacité à penser, à peser le pour et le contre de façon objective et surtout, je crois en votre liberté et votre capacité à apprendre et à prendre vos propres décisions d'après le fruit de vos propres recherches.

L'idée d'écrire ce livre est née du désir, de la passion et de la mission personnelle d'informer le public sur l'usage récréatif de la marijuana et de lancer un débat plus que nécessaire sur cette drogue auprès de mes concitoyens du monde entier. Comme vous le savez certainement, quelques états américains ont adopté une motion pour la légalisation de l'usage récréatif de la marijuana, tandis que le Canada a décidé de légaliser la vente du cannabis à des fins récréatives partout au pays, et ce, en octobre 2018.1

En écrivant ce livre, je ne peux pas m'empêcher d'imaginer un jeune de quatorze, seize ou vingt-et-un ans qui doit décider s'il essaie ou non le cannabis, mais qui ne possède pas suffisamment de renseignements pour prendre une décision éclairée, qu'elle soit positive ou négative. Je ne peux m'empêcher de penser aux parents de ces jeunes qui se demandent comment aborder l'usage du cannabis avec leurs adolescents ou encore s'ils doivent eux-mêmes essayer la substance ou non.

Certains peuvent soutenir l'idée que le cannabis est sans risques et qu'il est de plus en plus légalisé dans différentes parties du monde, d'autres diront que ce n'est pas parce que le cannabis est légal qu'il est bon pour vous. Ces gens feront référence à la consommation du tabac qui, bien qu'il soit légal, demeure très dangereux pour la santé.

Ce livre n'émet aucun jugement et ne dit pas ce qu'il faut faire ou ne pas faire. Il ne s'agit pas non plus d'un livre qui vous dicte le choix à faire. Il s'agit d'une source d'information accessible, écrite dans un langage facile à comprendre. L'objectif de ce livre est de proposer des réponses simples à des questions courantes sur le cannabis.

Qu'est-ce que le cannabis? Peut-il altérer votre cerveau? Est-ce qu'il peut provoquer des troubles de santé mentale comme de la psychose, de la dépression, de l'anxiété ou encore mener au suicide? Quelles conséquences peut-il avoir sur vos buts personnels et vos ambitions, sur vos relations sociales et votre bien-être global? L'objectif de ce livre n'est pas de juger qui que ce soit, mais de donner des exemples, des tableaux et des données statistiques faciles à consulter afin que vous soyez en mesure de faire des choix éclairés, peu importe vos choix!

Le but est de créer une prise de conscience par rapport à cette drogue qui est souvent banalisée et soi-disant inoffensive de sorte que nous puissions faire des choix bien éclairés pour protéger notre santé, notre cerveau, les cerveaux de nos jeunes et aider à libérer ceux qui sont déjà opprimés par le fardeau de la dépendance.

Nous allons principalement utiliser le terme *"cannabis"* dans ce livre, mais nous tenons à mentionner que la *"marijuana"* est le terme le plus utilisé dans la plupart des pays.

Je vais laisser à vous, le lecteur, l'exercice de trouver *Les 21 vérités cachées sur la marijuana* au fur et à mesure que vous progressez dans la lecture. Vous voudrez peut-être faire équipe avec quelques autres lecteurs directement ou par l'intermédiaire d'un groupe de lecture sur les médias sociaux pour discuter de vos résultats avec eux.

*Il y a un tableau quelque part dans le livre –à trouver- qui vous aidera à examiner si vous avez saisi et exploré toutes ces 21 vérités cachées sur la marijuana. Ce tableau présente chacune des vingt-une vérités.

Je vous remercie de prendre quelques heures de votre précieux temps pour lire et discuter du sujet faisant l'objet de ce livre. J'espère que vous serez tenté de le transmettre à quelqu'un qui vous est cher!

Cordialement,

1

Qu'est-ce que le cannabis?

« Les drogues me donnaient le moyen de fuir tout
ce que je voulais fuir.»

**—Michael Phelps, gagnant de 28 médailles
olympiques**

Le cannabis, aussi connu sous le nom de marijuana, est la drogue la plus consommée dans le monde et la substance causant de la dépendance la plus courante après l'alcool et le tabac. Il s'agit d'une plante naturelle qui a des effets psychotropes sur le cerveau lorsqu'elle est fumée ou consommée et qui peut avoir des conséquences bien réelles au quotidien.

La consommation du cannabis est un sujet qui vaut la peine qu'on s'y attarde, car elle concerne beaucoup de gens et touche de nombreux foyers. Elle perturbe les personnes, mais aussi les familles, les communautés et la société en général. De nombreux débats sociaux, médicaux, politiques et juridiques découlent de la consommation de cannabis. L'usage de la marijuana à des fins récréatives ou médicales, le traitement des dépendances et les aspects juridiques ne sont que quelques-uns des enjeux de société qui doivent être pris en considération par l'ensemble de la population.

Il ne faut toutefois pas oublier que la consommation de cannabis a aussi des effets sur la vie de chacun. Le cannabis peut faire partie de votre vie de façon récréative ou sociale, mais il peut mener à la dépendance et à des troubles financiers, porter atteinte aux relations avec les membres de la famille, ou nuire à votre sécurité en affaiblissant vos facultés au volant.

Dans ce premier chapitre, nous offrirons des renseignements accessibles sur cette drogue au moyen d'exemples concrets et d'explications qui présenteront l'historique, le jargon et les composantes chimiques du cannabis, ainsi que quelques statistiques de base sur la consommation de la drogue aux États-Unis, au Canada et partout ailleurs dans le monde.

Coin statistique

Le cannabis, aussi connu sous le nom de marijuana, est la substance causant le plus de dépendances dans le monde après l'alcool et le tabac[2,3,4]

Il s'agit de la drogue la plus consommée par les adolescents et les jeunes adultes, partout dans le monde.[3-4]

Selon l'enquête nationale sur la consommation de drogue et la santé, menée aux É.-U., 22,2 millions de personnes affirment avoir consommé du cannabis au cours du dernier mois[2]

Au Canada, la consommation est deux à trois fois plus fréquente chez les jeunes de 15 à 24 ans que chez les adultes.[5]

Au cours des mois qui ont suivi la légalisation du cannabis au Canada, il y a eu une forte augmentation du nombre d'enfants intoxiqués au cannabis .[62]

Dans les États américains ayant légalisé l'usage récréatif du cannabis, un nombre grandissant d'adolescents visitent les urgences pour des motifs liés au cannabis[6-7]

La consommation de cannabis a augmenté chez les adolescents et les jeunes adultes dans les États américains ayant légalisé l'usage récréatif du cannabis[6-7]

Le cannabis- qu'est-ce que c'est ?

Le cannabis, aussi connu sous le nom de marijuana, est une plante à fleurs.

Le cannabis est utilisé comme drogue depuis des milliers d'années. La documentation de son usage remonte à plus de 2 500 ans *av. J.-C.* par les empereurs de Chine, de la Grèce et de la Rome antiques.

Il a été utilisé à des fins récréatives, médicales et même lors de rituels spirituels au sein de certaines communautés.

Il existe trois principales familles de cannabis : *sativa*, *indica* et *ruderalis*. L'espèce *Sativa* est la plus cultivée à des fins récréatives.

Bien que ces trois espèces puissent différer en terme de hauteur, d'apparence et dans les régions où elles ont le plus de chances de croître, nous nous concentrerons sur leurs différences en termes d'effets qu'elles produisent en raison de leurs concentrations différentes en THC et en CBD.

Sativa a une forte concentration de THC, le produit chimique psychoactif du cannabis qui produit le «high ». C'est le type de cannabis le plus couramment cultivé et le plus recherché par les utilisateurs récréatifs du cannabis. Sativa a très peu de concentration de CBD.

Indica: est plus susceptible d'avoir des concentrations plus élevées de CBD, donc plus intéressant pour les personnes à la recherche de cannabis à des fins médicales.

Ruderalis: est principalement utilisé pour produire des fibres destinées à l'industrie du vêtement et des semences pour l'alimentation des animaux et des oiseaux; certaines variétés peuvent contenir de faibles concentrations de CBD. Il est principalement utilisé pour créer des hybrides de marijuana pouvant pousser dans des environnements atypiques.

Le chanvre est une plante appartenant à la grande famille des cannabacées. Contrairement au cannabis, il ne contient presque pas de THC. Il est principalement utilisé à des fins industrielles telles que l'industrie du vêtement, de l'alimentation, du papier, etc.

Jargon portant sur le cannabis

Marijuana, pot, chanvre, joint, cannabis, et en anglais : weed, wax, stone, hash, joint, herb, mj, reefer, dope, dob

Il existe plus de 1 000 appellations pour le cannabis[8]

De quelle façon le cannabis est-il consommé?

Il peut être fumé sous forme de cigarette, que l'on appelle « joint »

Il peut être roulé comme un cigare, que l'on appelle un « blunt »

Il peut être fumé au moyen d'une pipe de verre, que l'on appelle un « bong »

Il peut être inhalé directement en chauffant la marijuana ou le hachich, puis en inhalant la fumée

Il peut être ingéré directement dans une tisane, dans la nourriture, dans les friandises, dans les biscuits et dans d'autres mets préparés avec de la marijuana.

Le cannabis : Qu'est-ce qui rend « high »?

Le cannabis contient plus de 500 différents composés chimiques

Parmi ces composés chimiques, on compte le groupe appelé 'cannabinoïdes', et l'on trouve une centaine de cannabinoïdes dans le cannabis.

Ces cannabinoïdes se lient à des récepteurs bien précis dans votre cerveau, soit les récepteurs cannabinoïdes.

THC	CBD

Psychoactive
   Risques pour la santé mentale
	Non-psychoactive
	   Pas de risques connus pour la santé mentale

Analgésique	Antiépileptique
Antiémétique	Anti-inflammatoire
Stimulation d'appétit	Neuroprotecteur
	Antipsychotique

Les deux principaux cannabinoïdes retrouvés dans le cannabis sont le THC et le cannabidiol (CBD)

Le THC (tétrahydrocannabinol) : Il s'agit du composé chimique qui vous rend « high » et qui provoque d'autres effets psychotropes (effets sur votre cerveau).

Il existe déjà sur le marché du cannabis de différentes concentrations de THC.

Toute concentration de THC plus élevée que **10 %** est considérée comme étant **élevée** et peut être plus dangereuse que le cannabis de concentration plus faible en THC.

Il y a quelques décennies, la puissance du cannabis ou les concentrations en THC étaient beaucoup plus faibles qu'elles ne le sont de nos jours.

Si vous croyez avoir absolument besoin de consommer du cannabis, vérifiez au moins la concentration en THC dans le produit.

Plus la concentration en THC est élevée dans le cannabis, plus les risques sont élevés pour votre santé mentale.

Le CBD (cannabidiol) ne vous rend pas « high », il n'est pas utilisé de façon récréative et il ne cause pas de dépendance.

Le CBD est principalement utilisé ou étudié pour un usage médical. Certains produits étiquetés CBD peuvent contenir du THC. Il faut donc faire preuve de très grande vigilance au moment de prendre de tels produits.

De plus, les laboratoires responsables d'extraire le CBD de la plante de cannabis n'ont pas tous la même précision

Il faut se rappeler qu'il n'est pas recommandé de consommer quelque drogue que ce soit à des fins médicales sans une évaluation médicale approfondie et une prescription d'un médecin!

Le cannabis récréatif contient généralement une quantité importante de THC ce qui est généralement le contraire du cannabis medical qui contient souvent peu, voir aucun THC.

Utiliser les arguments en faveur du cannabis médical pour faire la promotion ou minimiser les effets de la marijuana récréative est une tactique décevante. Il faut donc rester critique et faire ses propres recherches.

Le cannabis récréatif et la puissance en THC

Dans les années 1990, la concentration moyenne en THC dans le cannabis était d'environ 4 %.

De nos jours, la concentration moyenne en THC dans le cannabis récréatif est d'environ 15 %; ce qui signifie que le cannabis de nos jours est beaucoup plus puissant que dans le passé.

Une concentration en THC supérieure à **10** % est considérée comme étant élevée

Les concentrations plus élevées en THC sont directement liées à l'augmentation des risques de dépendance, de dépression, de psychose et d'autres répercussions mentales néfastes associées à la consommation de cannabis.

2

Cannabis & Système endocannabinoïde

«La science est le père de la connaissance,
mais l'opinion engendre l'ignorance ».

- Hippocrate

SYSTÈME ENDOCANNABINOÏDE

Récepteurs cannabinoïdes
CB-1 & CB-2

Cannabinoïdes endogènes
ou
Endocannabinoïdes
{Anandamide & 2-AG}

Enzymes/protéines
responsable de la biosynthèse
et la dégradation

Cannabis & Le Système Endocannabinoïde

Durant les toutes premières semaines du développement du fœtus, vers la cinquième semaine, le système endocannabinoïde peut être détecté. Il s'agit d'un système naturel qui comprend des produits appelés cannabinoïdes, tels que l'anandamide et le 2-arachidonoylglycérol (2-AG), et des récepteurs appelés récepteurs cannabinoïdes 1 et 2, auxquels ces cannabinoïdes vont se lier.

Le cannabis, qui est un cannabinoïde exogène ou externe, a également la capacité de se lier à ces récepteurs cannabinoïdes.

Chaque être humain possède ce système endocannabinoïde; il participe au développement et au bon fonctionnement du système nerveux central, notamment le cerveau, et du système immunitaire; il aide également à réguler d'autres produits chimiques ou neurotransmetteurs dans votre cerveau. Il intervient dans la régulation de différents processus physiologiques tels que: la douleur, le plaisir, l'appétit, la mémoire, la motivation et contribue à la régulation des effets du cannabis dans le corps.

Il est important de mentionner que ce *système endocannabinoïde* n'a pas besoin de cannabis extérieur pour fonctionner

Il s'agit d'un système endogène doté de l'autonomie nécessaire pour se stimuler automatiquement avec ses cannabinoïdes et ses récepteurs endogènes.

Il n'a pas besoin d'une stimulation extérieur pour fonctionner.

Lorsqu'une personne utilise du cannabis, celui-ci va se lier aux récepteurs cannabinoïdes et stimule de manière non naturelle le système endocannabinoïde. Par exemple, quand un adolescent consomme du cannabis, cela peut perturber le système endocannabinoïde déjà bien établi et qui fonctionnait déjà bien et l'empêcher de faire ce qu'il est naturellement supposé de faire, ce qui entravera la régulation d'autres substances chimiques dans son cerveau et pourrait affecter la maturation ou le développement du cerveau de cet adolescent.

Cela explique pourquoi la consommation de cannabis pendant la période critique du développement du cerveau peut avoir des conséquences ou des perturbations majeures telles que le risque accru de dépendance, les troubles de santé mentale et les dysfonctionnements cognitifs à long terme.

SYSTÈME ENDOCANNABINOÏDE

Aide à réguler d'autres produits chimiques ou neurotransmetteurs dans le cerveau.

Impliqué dans l'homéostasie

C'est un système qui aide à maintenir la "Balance"

Par exemple :

> Quand la douleur monte, le système endocannabinoïde est activé pour diminuer la douleur
>
> Quand l'anxiété augmente et le cortisol monte, les endocannabinoïdes augmentent pour aider à diminuer le cortisol et l'anxiété.

Le système endocannabinoïde est impliqué dans la régulation de:

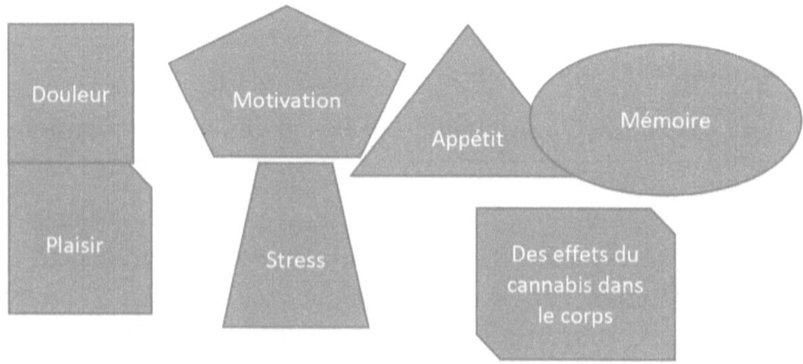

3

CBD & Cannabis médical

« Je ne suis pas d'accord avec ce que vous dites,
mais je me battrai pour que vous ayez le droit de
le dire. »

Voltaire

CBD ET MARIJUANA MÉDICALE

L'un des sujets les plus controversés en ce qui concerne le cannabis est le fait que cette plante naturelle est considérée par certains comme un médicament naturel contre de nombreuses affections médicales, alors que d'autres rejettent cette notion. Loué par certains et diabolisé par d'autres.

Mais en réalité, la science et l'histoire nous montrent que le cannabis est utilisé depuis longtemps dans de nombreuses cultures et même dans certaines civilisations anciennes pour des raisons récréatives, médicales et spirituelles.

L'usage récréatif du cannabis est répandu dans le monde entier et le cannabis est la substance addictive la plus consommée après l'alcool et le tabac ; chez les jeunes de moins de 24 ans, le cannabis est la substance addictive la plus consommée par les jeunes en Amérique du Nord et dans le monde.

D'autre part, l'utilisation récréative du cannabis peut parfois masquer une forme d'auto-traitement pour l'anxiété, l'insomnie ou la dépression. Et quand quelqu'un utilise le cannabis pour se soigner, il risque davantage de glisser vers la dépendance. Donc, nous ne recommandons aucune forme d'auto-traitement.

Le cannabis peut-il être utilisé pour des raisons médicales? La réponse simple est oui. L'un des composés chimiques présents dans le cannabis s'appelle CBD ou Cannabidiol. Selon les connaissances scientifiques actuelles, le CBD n'est pas une substance psychoactive, il n'est généralement pas utilisé à des fins récréatives car il ne fournit pas le fameux «high» recherché par les utilisateurs de cannabis à des fins récréatives.

Le CBD est principalement utilisé ou étudié à des fins médicales; des propriétés anti-inflammatoires, antiépileptiques et même antipsychotiques ont été constatées dans le CBD.

Les principaux cannabinoïdes dans le cannabis

THC	CBD

Psychoactive
    Risques pour la santé mentale
	Non-psychoactive
	    Pas de risques connus pour la santé mentale

Analgésique	Antiépileptique
Antiémétique	Anti-inflammatoire
Stimulation d'appétit	Neuroprotecteur
	Antipsychotique

Le cannabis a été utilisé pour traiter ou soulager certaines formes d'épilepsie, en particulier chez les enfants. Certaines formes de cannabis sont utilisées et étudiées pour le traitement de la douleur chronique. D'autres formes de cannabis ou des produits contenant du cannabis sont utilisés pour stimuler l'appétit et réduire les nausées chez les patients en traitement de chimiothérapie.

Des recherches sont en cours pour déterminer si le cannabis médical peut être utilisé pour traiter certaines maladies du système immunitaire ou le trouble de stress post-traumatique chez les vétérans de l'armée. Il est toutefois important de noter qu'il est primordial de poursuivre les recherches pour valider certaines théories autour de l'usage médical du cannabis et explorer d'autres utilisations possibles du cannabis à des fins médicales.

Si vous êtes comme cette dame dans la quarantaine qui a commencé à utiliser du cannabis pour calmer ses pensées et réduire son anxiété afin de pouvoir dormir, mais qui s'est rendue compte qu'elle avait besoin de doses de cannabis de plus en plus élevées pour contrôler son anxiété, vous comprenez que l'auto-traitement peut être dangereux et risqué. C'est la raison pour laquelle je recommande vivement de rester à l'écart de toute forme d'auto-traitement que ce soit avec le cannabis, l'alcool ou d'autres substances. Si vous souffrez d'anxiété, de dépression, d'insomnie, consultez un professionnel de la santé afin de bien diagnostiquer le problème et d'identifier les meilleures options de traitement car l'auto-traitement est lié à l'augmentation du risque de glisser vers la dépendance.

Des études supplémentaires sont nécessaires pour valider certaines pratiques autour de l'utilisation médicale du cannabis.

Nous devons mentionner qu'il existe des rapports de cas de personnes atteintes de différentes conditions qui ont bénéficié de cannabis médical, en particulier de produits avec des concentrations élevées en CBD et des concentrations faibles ou nulles en THC.

Cannabis médical principalement utilisé pour :

○ Douleur chronique : évidences concluantes (surtout pour la douleur neuropathique)
○ Épilepsie réfractaire (surtout chez les enfants): preuves grandissantes
○ Spasmes : spasticité chez les patients avec sclérose en plaque : données plus concluantes pour cannabis oral et nabiximols que pour le cannabis fumé
○ Nausée et vomissement (cancer, VIH/SIDA: preuves concluantes
○ Perte d'appétit (cancer, VIH/SIDA): preuves concluantes
○ Insomnie (due à la douleur chronique, sclérose en plaque, fibromyalgie): évidences modérées: amélioration à court terme

Moins d'évidence pour l'usage du cannabis médical pour :

○ Douleur chronique due au cancer : évidences insuffisantes
○ Douleur chronique due à la fibromyalgie, arthrite, arthrose : peu d'études de bonne qualité
○ Symptômes dépressifs secondaires à la douleur chronique : données limitées
○ Glaucome : pas d'études,
○ Anxiété, dépression, PTSD, TDAH, autisme, anorexie : pas de preuves scientifiques suffisantes
○ Traitement des cancers : pas de preuves scientifiques

4

Qu'arrive-t-il si vous fumez, inhalez, buvez ou mangez du cannabis?

« Ne jugez pas chaque jour par la récolte que vous faites, mais par les graines que vous plantez. »

—**Robert Louis Stevenson**

Le cannabis est efficace et rapide, il entraîne des effets réels sur votre corps, sur votre cerveau et sur vos sentiments. Il produit immanquablement des effets de plaisir, ce qui le rend d'autant plus attrayant pour les gens qui sont tentés d'en consommer. Toutefois, consommer du cannabis risque d'entraîner certains effets indésirables et, dans certains cas, mener à de graves conséquences.

Quand vous fumez ou inhalez du cannabis...

Quand vous fumez ou inhalez du cannabis, la fumée se répand dans vos poumons, où il est absorbé et entre dans la circulation sanguine. Il circule alors dans votre corps et, surtout, dans votre cerveau. Une fois dans le cerveau, le cannabis se lie aux récepteurs cannabinoïdes, stimulant alors le système endocannabinoïde et le système de dopamine dans le cerveau. Également appelé circuit de la récompense, le réseau responsable de la dépendance est stimulé et produit un sentiment de plaisir. Le cannabis affecte aussi plusieurs autres parties de votre cerveau et provoque différentes réactions présentées au Tableau 1 – Le cannabis dans votre cerveau au chapitre cinq. Inhaler du cannabis provoque des changements rapides dans le corps et le cerveau, et ses effets se ressentent presque immédiatement lorsqu'il est consommé par inhalation.

Quand vous mangez du cannabis...

Quand vous mangez ou buvez du cannabis (par exemple, dans un muffin, un gâteau ou du thé), la drogue doit passer dans le système digestif avant d'être absorbée par le sang. Le cannabis arrive dans le foie, où il est décomposé ou métabolisé en d'autres produits chimiques ou métabolites. Le produit chimique ou métabolite produit dans le foie est appelé 11-hydroxy-THC (11-OH-THC). Ce métabolite est encore plus puissant ou plus fort que le cannabis ou le THC lui-même. Il peut causer plus d'altérations mentales et ses effets vont durer plus longtemps dans votre système comparé au cannabis fumé ou inhalé.

> - **En résumé, lorsque vous mangez ou buvez de la marijuana :**
>
> Ça prend plus de temps pour sentir l'effet – 30 minutes à 2 heures
> Les effets psychoactifs (effets sur le cerveau) durent plus longtemps et sont accentués
> On note plus d'altérations mentales, plus de perte de concentration et d'équilibre que lorsque la marijuana est fumée ou inhalé
>
> - **Quand vous fumez ou inhalez du cannabis**
>
> Les effets sont ressentis presque immédiatement
>
> Les effets durent: 4 à 8 heures, mais peuvent durer plus longtemps pour certaines personnes

5

Du cannabis dans le cerveau!

« Transformez vos blessures en sagesse. »

—Oprah Winfrey

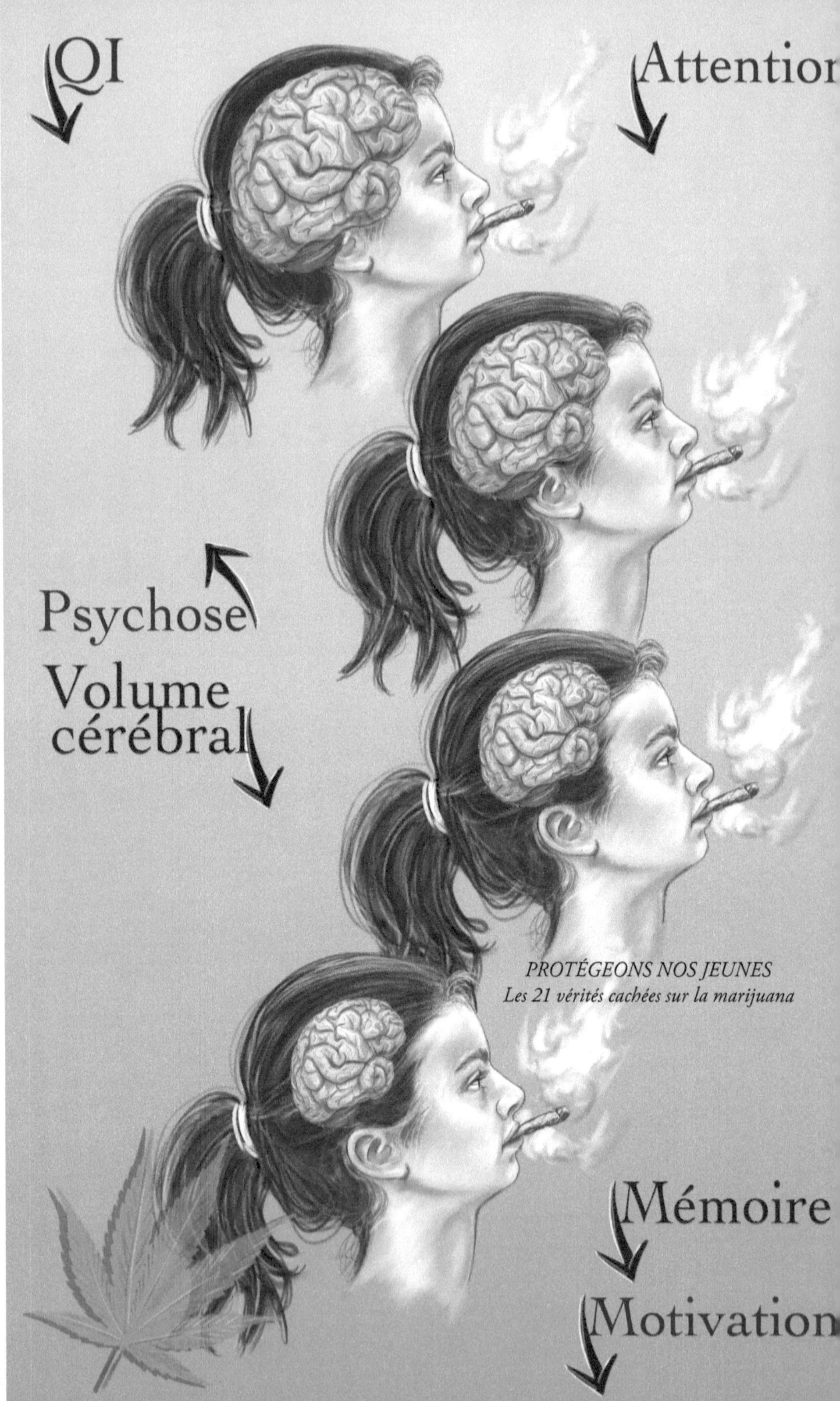

QI
Attention
Psychose
Volume
cérébral
PROTÉGEONS NOS JEUNES
Les 21 vérités cachées sur la marijuana
Mémoire
Motivation

Comme nous l'avons mentionné au chapitre précédent, lorsque le cannabis est fumé, bu, ingéré ou inhalé, il entre dans votre sang pour circuler vers son endroit préféré : votre cerveau! Et c'est à cet endroit qu'il commence à agir soit en provoquant un « high» -sentiment de bien-être - ou des comportements irrationnels. C'est en entrant dans la chimie délicate du cerveau que la marijuana produit les effets psychoactifs désirés – ou indésirables – avec des conséquences à court et à long terme souvent imprévisibles.

Le développement du cerveau est un processus complexe. Le cerveau commence son développement dans le fœtus avant la naissance et son développement se termine seulement vers l'âge de vingt-cinq ans. Voilà pourquoi tout traumatisme physique, psychologique ou émotionnel affectant le cerveau avant l'âge de vingt-cinq ans risque de nuire à son développement général et, par conséquent, de causer des dommages prolongés au cerveau.

Vous avez moins de 25 ans ?

– **Le cannabis a un impact sur votre cerveau, peu importe l'âge,**

– **Mais si vous avez moins de 25 ans, votre cerveau se développe toujours et il sera davantage affecté par la consommation de cannabis.**

– **Vous risquerez plus de développer une dépendance à la drogue ainsi que de manifester des symptômes de syndrome amotivationnel, des troubles d'apprentissage et même des épisodes psychotiques! Ces sujets seront approfondis dans les chapitres ultérieurs.**

Tableau 1. Les effets du cannabis –marijuana- sur votre cerveau

Structure du cerveau touché par le cannabis	Fonction de la partie du cerveau	Effets du cannabis	Conséquences possibles
Hippocampe	Impliqué dans la mémoire…	↓mémoire	↑trouble d'apprentissage
Cortex préfrontal	Impliqué dans les fonctions exécutives, la concentration, l'attention, l'inhibition, le jugement, la planification …	↓jugement, ↓concentration, ↓durée d'attention ↓inhibition comportementale ↓fonctions exécutives…	*↑troubles comportementaux, *↑impulsivité *↓jugement *↑impulsions sexuelles *↑risque de dépendance *↑ risques d'accident *↓habilité à apprendre…
Noyaux accumbens	Impliqués dans le système de la récompense	↑dopamine dans les noyaux accumbens	↑risque d'abus ou dépendance
Cervelet	Participe à l'équilibre, au mouvement, et à la coordination …	Diminution de l'équilibre et de la coordination…	*↑risques de chute *↑risques d'accident
Noyaux gris centraux	Planification des mouvements et coordination…	*réagit plus lentement aux évènements soudains * ↓Planification des mouvements et coordination…	↑risques d'accidents de voiture
Amygdale	Participe dans les comportements liés à la peur et l'agressivité, à l'anxiété et aux émotions	Lors de fortes doses de cannabis : ↑peur ↑anxiété ↑panique	*L'anxiété *la peur/panique *la dépression *l'agressivité
Hypothalamus	Participe dans le contrôle hormonal, l'appétit, le sommeil et l'attachement,…	↑Appétit ↑Dérèglement du sommeil (à long terme) ↓Attachement.	*↑appétit *↑quantité de nourriture mangée *↑impulsions sexuelles *troubles du sommeil à long terme. *↓attachement aux personnes significatives (famille…)
Anatomie générale du cerveau	-↓volume du cerveau -amincissement du cortex cérébral -changement dans la matière blanche du cerveau -en plus des changements fonctionnels mentionnés précédemment[26]		

Le tableau 1 présente les différentes parties du cerveau touchées par la consommation du cannabis, ainsi que les conséquences graves que celle-ci peut avoir lorsque vous êtes « high ». Il est toutefois important de mentionner que ce tableau a été simplifié, car le cerveau est compliqué et ses parties interagissent davantage que ce qui peut être illustré dans un tableau tout simple! Chacune des structures du cerveau peut jouer un rôle dans le contrôle des différents aspects qui gèrent notre comportement.

Par exemple, l'amygdale, une structure du cerveau mentionnée dans le tableau, participe dans nos réactions émotionnelles, dans le processus de la mémoire et dans la prise de décisions. Il faut se rappeler que chaque partie du cerveau peut être affectée par la marijuana et pourrait ensuite affecter d'autres aspects de notre comportement qui ne sont pas abordés dans le tableau!

6

Le cannabis : ses effets sur les adolescents et les jeunes adultes

« Le principe le plus puissant de la croissance personnelle réside dans les choix de chacun. »

—George Eliot

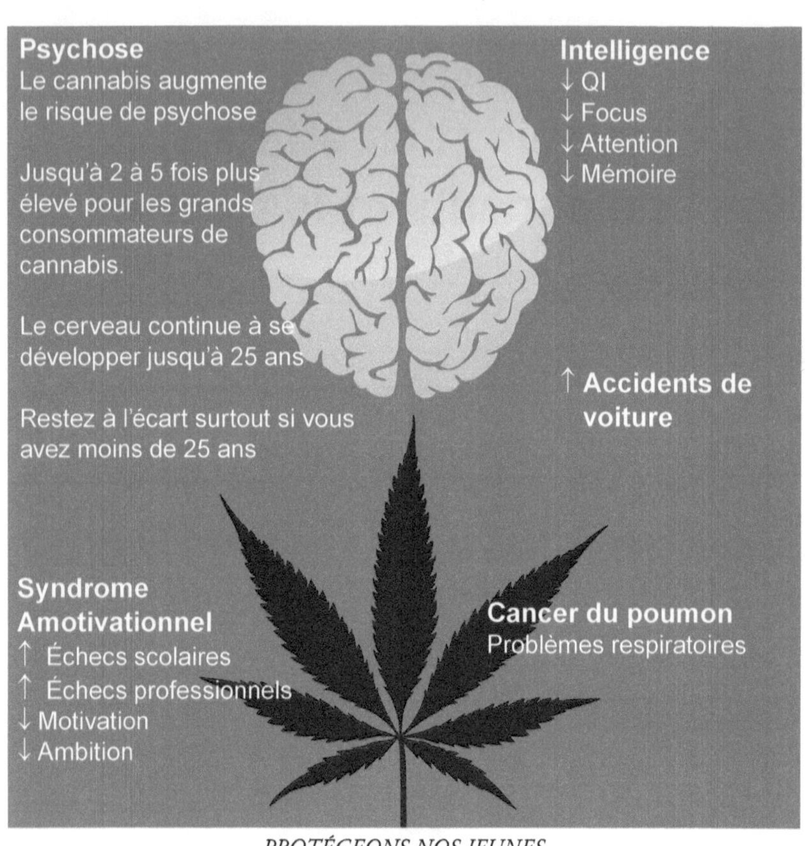

PROTÉGEONS NOS JEUNES
Les 21 vérités cachées sur la marijuana

> **– Dans le ventre de notre mère, notre cerveau commence à se développer pendant la troisième semaine de vie du fœtus…**
>
> **– Le cerveau continue à se développer jusqu'à l'âge de vingt-cinq ans** [9,26]
>
> **– Voilà pourquoi il est extrêmement important de faire attention aux substances auxquelles notre cerveau est exposé durant cette période, car les changements subis par un cerveau partiellement développé peuvent durer toute la vie!**

Lorsque la vie prend forme, il en va de même pour le cerveau. Votre cerveau commence à se développer dans le ventre de votre mère. Au tout début de la troisième semaine de vie du fœtus les cellules commencent à s'agglutiner et à former ce qui est sans contester l'organe le plus important de votre corps, le capitaine de votre vie, le foyer de votre esprit, le contrôleur en chef, le *maestro* de vos organes, soit votre cerveau!

Ce procédé comprend la croissance des différentes structures du cerveau, ainsi que la formation des connexions primordiale qui relient les différentes parties du cerveau. Il comprend aussi le retrait des connexions qui ne sont plus nécessaires au fil du temps. Ce procédé est appelé « l'élagage synaptique ».

Votre cerveau continue son développement jusqu'à ce qu'il atteigne maturité à l'âge de 25 ans. La dernière étape du développement cérébral se produit dans le lobe frontal. C'est la partie stimulée lorsque l'on planifie, que l'on anticipe des évènements à venir, que l'on porte attention et se concentre, que l'on prend des décisions, que l'on contrôle ses inhibitions, que l'on raisonne et résout des problèmes.

Imaginez un instant ce qui peut se produire dans votre cerveau s'il est exposé à une substance toxique ou si vous subissez un traumatisme physique ou émotionnel alors que votre cerveau est encore en développement. Cela pourra ralentir ou nuire à son développement de différentes façons et avoir des impacts difficiles à prévoir!

> **Votre cerveau de treize ans ou de quinze ans ou même de vingt- et-un ans est malheureusement beaucoup plus sujet à subir des changements en raison du cannabis qu'un cerveau de quarante ans ne le sera.**

Comme mentionné aux chapitres 3 et 9, le cannabis, surtout lorsqu'il est consommé à répétition chez les jeunes, risque de mener à un mauvais fonctionnement cognitif, rendre difficile le contrôle des comportements impulsifs, réduire la concentration et l'attention en plus de réduire temporairement le QI. Notons que ces effets négatifs peuvent être en partie irréversibles.

Comme il sera également discuté dans les prochains chapitres, les adolescents et les jeunes adultes qui essaient le cannabis présentent un plus grand risque de dépendance au cannabis plus tard au cours de leur vie adulte. Ils ont également de plus grands risques d'avoir des épisodes psychotiques que les gens qui expérimentent la consommation de marijuana à l'âge adulte.

Coin statistique

Environ 10 % des consommateurs de marijuana développeront une dépendance.[10,11,12]

- **Les risques doublent chez les adolescents**
- **Près de 17 % des adolescents qui essaient ou consomment du cannabis deviendront dépendants**
- **Cela signifie qu'environ 1 adolescent sur 6 deviendra dépendant s'il consomme du cannabis!**
- **Le risque de dépendance au cannabis augmente à près de 25 à 50 % pour ceux qui en consomment quotidiennement;**
- **Donc pour ceux qui consomment la marijuana chaque jour, jusqu'à 1 personne sur 2 deviendra dépendant!**

Signes que votre adolescent ou votre ami a peut-être commencé à consommer du cannabis:

Si vous êtes comme cette mère qui se demandait ce qui arrivait à son fils qui commençait à avoir des yeux rouges fréquemment au point de vouloir l'emmener voir un optométriste, il commençait à manger beaucoup plus de nourriture qu'auparavant, il dormait tellement qu'il a commencé à manquer ses cours, a commencé à avoir un comportement erratique et était de plus en plus rebelle et irritable, vous pourriez considérer le fait que votre adolescent a peut-être commencé à utiliser du cannabis ou d'autres substances.

Certains des signes classiques de consommation de cannabis, en particulier chez les débutants, sont les yeux rouges, une augmentation inhabituelle de l'appétit, de la fatigue, une augmentation du sommeil, une perte de concentration et d'attention et une perte de motivation. Certaines personnes peuvent même ressentir des battements de cœur rapides ou des palpitations, des crises d'anxiété ou de panique, une attitude craintive, soupçonneuse ou méfiante de façon inhabituelle ou même de la psychose ou la paranoïa.

7

Cannabis: Grossesse, allaitement & sexualité

« Faites ce que vous pouvez, avec ce que vous avez,
là où vous êtes. »

—Theodore Roosevelt

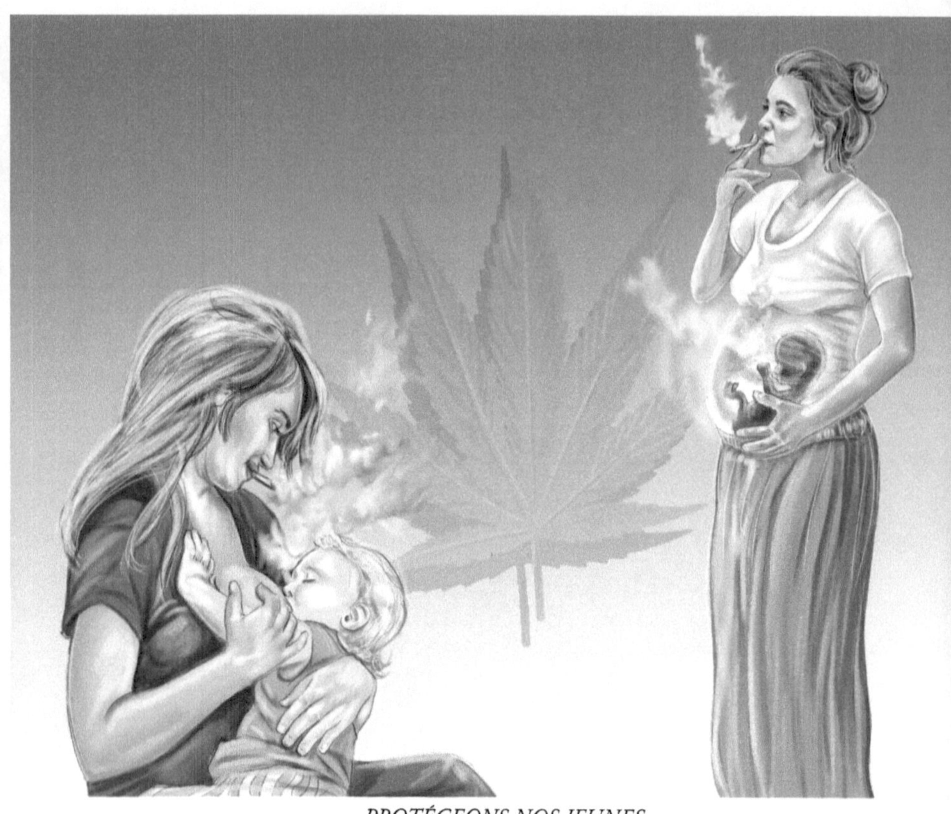

PROTÉGEONS NOS JEUNES
Les 21 vérités cachées sur la marijuana

> ***Lorsque la mère fume, le fœtus fume, le bébé fume.**
>
> **– Le cannabis traverse la barrière placentaire et le fœtus est exposé au THC et aux autres composants du cannabis lorsque la mère fume, boit ou mange des produits faits avec du cannabis[13].**
>
> **– La mère qui fume, boit ou mange des produits faits avec du cannabis expose également le bébé allaité.**
>
> **– La fumée secondaire de cannabis, tout comme celle du tabac, doit aussi être évitée.**

Il a été démontré que le cannabis, surtout le THC, traverse la barrière placentaire et que dix à trente pour cent du cannabis en circulation dans le sang de la mère passe dans le sang du fœtus. Le cannabis est également présent dans le lait maternel de la mère qui consomme de la marijuana, exposant ainsi le bébé allaité à la drogue.

D'autres études doivent être menées pour évaluer les effets à long terme de l'usage du cannabis lors de la grossesse, mais certaines études laissent croire que l'exposition des bébés au cannabis aurait des effets prolongés sur le comportement de l'enfant, et ce, tout au long de son enfance et de son adolescence. Les enfants et les adolescents exposés au cannabis durant la grossesse risquent d'être plus impulsifs et irritables, d'éprouver des problèmes de concentration, de résolution de problèmes, de planification et de déficits d'attention[14, 15, 16].

> ## CBD – Cannabidiol et grossesse
>
> Bien que le CBD ne puisse pas affecter directement le développement cérébral du fœtus, certaines études suggèrent qu'elle pourrait augmenter la perméabilité de la barrière placentaire, ouvrant ainsi la porte à d'autres substances, toxines et médicaments pour traverser le placenta beaucoup plus facilement et atteindre le fœtus.[55]

Le cannabis et la sexualité

Nous devons mentionner qu'il y a beaucoup de choses que la science n'a pas encore expliqué au sujet du cannabis, en particulier en ce qui concerne ses effets sur la sexualité. Dans certaines cultures, le cannabis a été utilisé depuis des milliers d'années lors des rituels de la nuit des noces pour faciliter les premières rencontres sexuelles entre les nouveaux mariés. Sa capacité à augmenter les expériences sensorielles et le sentiment de "high" peuvent être associés à une augmentation de la libido ou des pulsions sexuelles chez certains consommateurs de cannabis.

Cependant, il est à noter que le cannabis peut provoquer une sécheresse vaginale et une dysfonction érectile chez certains usagers de la marijuana. Nous savons que le cannabis, comme beaucoup d'autres substances psychoactives, affecte le cortex préfrontal, ce qui peut entrainer une diminution de l'inhibition ou la désinhibition pouvant résulter en augmentation de relations sexuelles non protégées ou non sécuritaires en particulier chez les jeunes.

8

Facteurs de risque de dépendance ; Qui devient dépendant et qui ne le devient pas?

« Il y a une différence entre le fait d'être tenté et céder à la tentation. »

—William Shakespeare

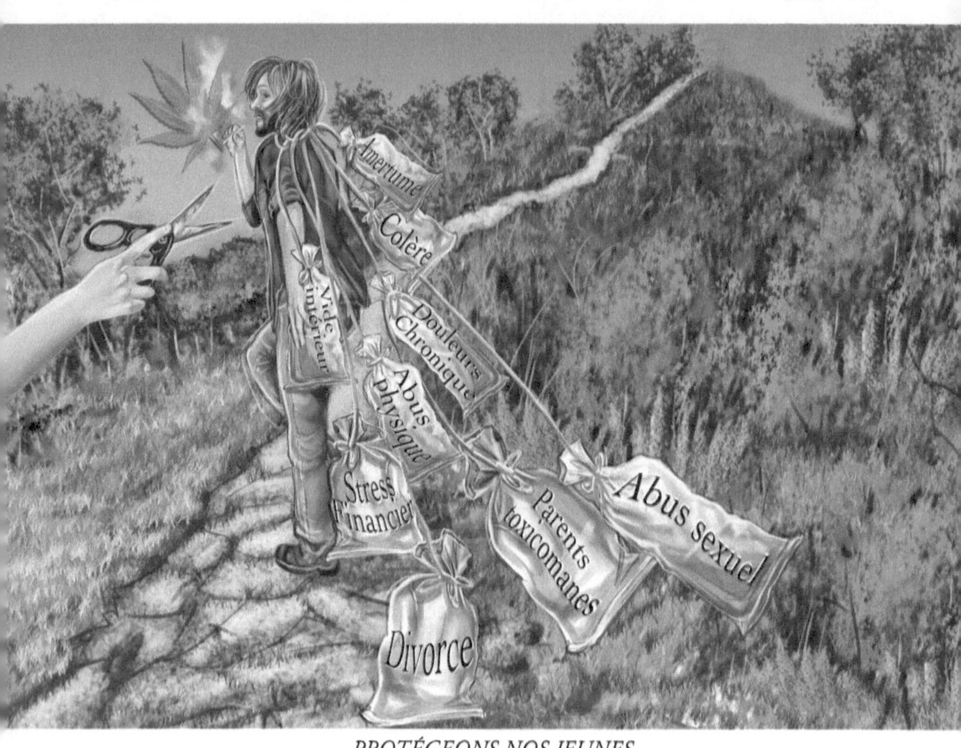

PROTÉGEONS NOS JEUNES
Les 21 vérités cachées sur la marijuana

> **Il y a souvent un coût personnel rattaché au fait de céder aux compulsions de recherche des plaisirs et satisfaction instantanés.**
>
> **Lorsque nous mettons en jeu notre sens moral, nos principes, notre carrière, nos buts, le bien-être de notre famille et notre santé pour un moment de « bonheur éphémère », et que nous le faisons encore et encore, il peut s'agir alors de dépendance.**

Est-ce qu'une personne peut devenir dépendante au cannabis? Qui est le plus à risque de développer une dépendance au cannabis? Est-ce qu'une personne peut consommer du cannabis sans devenir dépendante?

Comme vous le savez probablement déjà, c'est dans la nature humaine de rechercher le plaisir et la facilité. Ce n'est que lorsque nous poursuivons de grandes ambitions et que nous nous fixons des objectifs que nous choisissons une voie difficile. Nous désirons tous avoir du plaisir et plus nous l'obtenons facilement et rapidement, plus nous risquons de devenir dépendants de cette source de plaisir. Le cerveau humain est conçu pour nous permettre de ressentir du plaisir, mais nous rend également vulnérables à la dépendance à ces plaisirs.

Quel est le processus biologique de la dépendance? Le Système de Récompense

Notre cerveau est intelligemment conçu. Les circuits dans notre cerveau sont créés de façon à nous permettre d'apprécier les activités agréables comme les bons repas, les amis ou une rencontre romantique. Le circuit cérébral nous permettant d'apprécier ces plaisirs se nomme le système de la récompense. Ces voies cérébrales impliquées dans la récompense du comportement nous incitent à rechercher ces expériences incroyables, excitantes et agréables et à renforcer ces types de comportements lorsque nous les désirons, ce qui nous incite à reproduire le comportement au fil du temps. Il faut souligner que des raisons de survie expliquent la présence des voies de la récompense. Par exemple les plaisirs gastronomiques nous incitent à manger et à rester vivant, tout comme les plaisirs sexuels nous incitent à nous accoupler et nous reproduire.

Vous pouvez passer le paragraphe qui suit si les renseignements scientifiques ne vous intéressent pas, mais si vous êtes curieux, laissez-moi vous présenter brièvement les structures de votre cerveau qui jouent un rôle dans les comportements liés aux dépendances. La présence d'une substance créant de la dépendance ou d'une expérience agréable stimule le circuit de la récompense ou le système hédonique. Techniquement, toutes les substances causant de la dépendance provoquent, directement ou indirectement, une augmentation de la dopamine dans votre cerveau. La dopamine est un neurotransmetteur, ou produit chimique, du cerveau qui joue un rôle dans le plaisir et la motivation. Nous ne nous attarderons pas aux détails médicaux ou scientifiques portant sur les circuits, mais soulignons que le circuit de la récompense implique plusieurs parties du cerveau comme le cortex préfrontal, les noyaux accumbens, le système limbique, le cortex cingulaire antérieur, l'aire tégmentale ventrale, l'amygdale...

Lorsqu'il est exposé à une substance causant de la dépendance, le circuit de la récompense motive certaines personnes à vivre des sensations de plus en plus fortes au fil du temps pour atteindre le même degré de plaisir. Lorsqu'une personne consomme de la drogue à répétition, le cerveau s'habitue à l'effet de la dopamine et sécrète moins de dopamine pour une même stimulation ou une même quantité de substance avec le temps. Cela dit, il faudra donc une plus grande stimulation pour obtenir le même degré de plaisir. De plus, la réponse du cerveau varie selon de nombreux autres facteurs comme la prédisposition génétique, les valeurs, le contrôle de soi-même, le stress, les facteurs de protection, etc. Cela fait en sorte que la vulnérabilité à la dépendance dépend d'une panoplie de variables.

Dans de tels cas, le besoin d'atteindre ce plaisir à nouveau devient un fardeau, se sentir bien devient l'ultime objectif et la personne est à la merci de comportements compulsifs visant une satisfaction instantanée.

Lorsque nous cédons à la tentation de satisfaction et de plaisirs instantanés, il y a un prix à payer.

Lorsque nous mettons en péril notre sens moral, nos principes, notre carrière, nos buts, le bien-être de notre famille et notre santé pour atteindre un moment de plaisir, cherchant ce moment encore et encore, il est question de signes de dépendance.

Nos cerveaux se ressemblent, mais chacun est unique!

À la base, tous les cerveaux sont conçus de la même façon, mais ils ne sont pas identiques. Nous observons de nombreuses différences dans la taille des cerveaux, dans la taille des différentes structures du cerveau, dans les connexions entre les parties du cerveau et dans les fonctions cérébrales que les neuroscientifiques ne parviennent pas encore à expliquer ou à comprendre. Certains cerveaux sont plus sensibles à la dépendance et aux troubles mentaux que d'autres, et ce, pour une multitude de raisons. En présence de deux personnes ayant les mêmes antécédents, le même âge, le même état de santé et prenant la même drogue, l'une peut y réagir très bien et l'autre avoir un épisode de psychose. Nous sommes tous uniques, et les différences dans notre bagage génétique, émotionnel, ainsi que les soins reçus durant notre enfance ou adolescence peuvent expliquer que nous réagissions de façon unique lorsque nous décidons de consommer de la drogue.

Qui devient dépendant et qui ne le devient pas ?

Coin statistique

> **Les gens qui consomment des drogues ou de l'alcool ne deviennent pas tous dépendants**
>
> **Environ 10 à 20 % des gens qui consomment perdent le contrôle et développent une dépendance[17]**
>
> **50 % des risques de dépendances à une substance sont attribuables à des facteurs génétiques[17]**
>
> **Des facteurs supplémentaires jouent un rôle dans la dépendance lorsque l'utilisateur est exposé aux drogues**
>
> **Les adolescents et les jeunes adultes sont plus à risque de développer une dépendance au cannabis**

Donc la question est, est-ce que n'importe qui peut devenir dépendante au cannabis ou à d'autres drogues? La réponse est à la fois « oui » et « non ». Selon les circonstances, les substances, les expériences et le moment appropriés, toute personne peut développer une dépendance quelconque. Certains peuvent être dépendants au cannabis, d'autres à la cocaïne, à l'alcool ou aux amphétamines. D'autres seront dépendants à la pornographie, à l'internet, au cellulaire ou aux réseaux sociaux, aux jeux vidéo ou au sport à la télévision. Les gens vulnérables, par exemple les adeptes de sensations fortes ou de nouveauté, voient leur risque de dépendance augmenter de façon explosive lorsqu'ils participent à des activités ou prennent des substances pouvant causer la dépendance.

Des études suggèrent que 10 à 20 % des consommateurs de substances addictives deviendront dépendants des substances qu'ils consomment.[17] La génétique joue un rôle important lorsqu'il s'agit de savoir qui deviendra ou non dépendant et les chercheurs suggèrent que 50 % des risques sont d'abord déterminés par la prédisposition génétique à manifester un comportement dépendant[17]. Bien d'autres facteurs de risques jouent également un rôle dans la dépendance comme le stress de la vie quotidienne, les antécédents familiaux, le stade de développement cérébral, l'âge et le type de drogue consommée. Les adolescents sont bien plus vulnérables à développer une dépendance lorsqu'ils essaient des substances causant de la dépendance que les adultes.

Facteurs de risque de dépendance

Tableau 2.

<table>
<tr><td>

Avez-vous un parent, un frère, une sœur ou un proche qui a des problèmes de dépendance à l'alcool ou à la drogue?

Avez-vous actuellement une dépendance à l'alcool ou à une autre substance ou avez-vous déjà manifesté des comportements liés à la dépendance?

Vivez-vous des moments difficiles?

Vous sentez-vous émotionnellement fragile ou vulnérable en ce moment?

Passez-vous du temps avec des personnes qui consomment du cannabis ou d'autres drogues ou pouvez-vous vous procurer des substances facilement?

Souffrez-vous d'anxiété ou de dépression?

Est-ce que vos parents vivent une séparation ou un divorce?

Vivez-vous une rupture ou un divorce vous-même ?

Sentez-vous que vous avez eu une enfance traumatisante?

Avez-vous déjà subi de la violence physique, sexuelle ou psychologique?

Subissez-vous un stress financier ou avez-vous de la difficulté à joindre les deux bouts?

Vivez-vous des conflits à la maison?

Qualifieriez-vous votre famille comme étant dysfonctionnelle?

Êtes-vous un adolescent ou un jeune adulte?

Avez-vous reçu un diagnostic de trouble déficitaire de l'attention avec hyperactivité (TDAH) ou croyez en souffrir?

Souffrez-vous de troubles de personnalité?

Souffrez-vous de psychose ou de trouble bipolaire?

Jouez-vous souvent à la loterie ou trouvez-vous difficile d'arrêter de jouer une fois que vous avez commencé?

Avez-vous récemment perdu votre emploi ou avez-vous vécu du stress ou des conflits au travail?

</td></tr>
</table>

Si vous avez répondu « oui » à une ou l'autre de ces questions, vous risquez d'être plus à risque de consommer de façon excessive ou d'être dépendant au cannabis, à l'alcool ou aux autres drogues. Il reste que même si vous avez répondu « non » à toutes ces questions, vous n'êtes pas sans risques, car il est difficile de prédire de quelle façon chaque personne peut réagir en consommant de la drogue la première fois!

D'une façon ou d'une autre, ces questions soulignent les quelques principaux facteurs de risque qui distinguent les consommateurs « sociaux » de ceux qui risquent de basculer dans l'abus et la dépendance aux drogues. Avoir un ou plusieurs de ces facteurs de risque ne signifie pas que vous êtes condamné, mais que statistiquement, vos risques augmentent. Par exemple, si votre père avait une dépendance à la drogue, les statistiques révèlent que vous présentez plus de risques de développer un problème de drogue à votre tour, mais cela ne veut pas dire que vous êtes condamné à subir le même sort.

Les antécédents familiaux : Un facteur de risque important!

> - **Nous ne choisissons pas notre famille ni notre bagage génétique ou biologique.**
>
> - **Nous héritons des gènes de notre famille, au sein de laquelle nous prenons aussi nos habitudes, apprenons la vie et la manière de relever les défis et de surmonter les obstacles.**
>
> - **Mais nous ne sommes pas condamnés à reproduire la vie de nos parents!**

Comme nous l'avons déjà mentionné, cinquante pour cent des risques de dépendance sont associés à votre bagage génétique. Heureusement, nous sommes plus que nos gènes! En général, des facteurs de risque supplémentaires entrent en ligne de compte. Il faut un amalgame de facteurs biologiques, environnementaux et psychosociaux pour développer une dépendance.

En plus des facteurs génétiques associés aux comportements de dépendance, nous semblons avoir tendance à reproduire ce que nous connaissons, ce que nous voyons et ce qui nous entourait pendant notre enfance et adolescence.

Si vous grandissez dans un milieu où il y a un abus de drogue, vous avez plus de risques de reproduire les mêmes comportements.

La dure réalité étant que nous ne pouvons pas choisir notre famille, nous ne pouvons pas décider où nous sommes nés ni où nous grandissons. Nous ne pouvons pas choisir nos antécédents familiaux. Cela signifie que la montagne à surmonter est plus haute et le défi plus grand lorsque vous grandissez au sein d'une famille dysfonctionnelle ou qui est aux prises avec des problèmes de consommation. Si vous vous trouvez dans une telle situation, vous devriez probablement éviter de consommer des substances causant de la dépendance, car vous courez un plus grand risque de devenir dépendant. Si votre famille a des antécédents d'abus d'alcool ou de drogue (parent, frère, sœur, cousin, oncle, tante ou grands-parents), je suggère d'éviter les substances causant de la dépendance comme le cannabis, car le risque de développer vous-même une dépendance est plus grand.

> **Il y a une montagne plus haute à gravir, un plus grand défi à relever, une plus grande vague à surmonter quand vous venez d'une famille dysfonctionnelle ou une famille aux prises avec les problèmes d'abus de substance. Mais il est toujours possible de réussir.**

Un traumatisme dans le passé?

Si vous avez subi un traumatisme dans le passé comme de la violence verbale, physique ou sexuelle, votre capacité à gérer vos émotions peut être atténuée, vos mécanismes de gestion du stress ou mécanismes de défense peuvent être ébranlés, votre capacité à vivre avec le stress est fragilisée, la confiance envers les autres est détruite, vos choix peuvent être compromis, la peur peut être assourdissante et la confiance en soi est diminuée. Si vous combinez ces facteurs de risque psychologiques aux facteurs sociaux, biologiques et environnementaux, les risques de dépendance augmentent grandement. Mieux vaut prévenir que guérir.

Le stress de la vie

Lors de circonstances stressantes, l'hormone de stress, le cortisol, augmente dans notre cerveau et notre corps, nous pourrions alors être tenté de recourir à des drogues comme le cannabis pour retrouver temporairement ces moments de bien-être lors de ces périodes particulièrement difficiles. Toutefois, le soulagement temporaire que procure la drogue peut rapidement devenir un manque à combler que vous voudrez répéter encore et encore. En cherchant un répit lors de ces évènements stressants, nous risquons de céder à la dépendance aux drogues.

Il est important de noter que ce ne sont pas toutes les personnes qui essaient des drogues qui deviennent dépendantes; seulement dix à vingt pour cent des consommateurs perdront le contrôle et abuseront de la drogue ou développeront une dépendance. La science ne peut toujours pas expliquer complètement pourquoi certaines personnes parviennent à contrôler leur consommation de drogue, mais nous savons que les facteurs biogénétiques et psychologiques, ainsi que les facteurs sociaux et environnementaux, le stade de développement et les antécédents familiaux jouent également un rôle dans le processus 17.

Tableau 3: Facteurs de risque biologiques, psychosociaux et environnementaux menant à l'augmentation du risque de dépendance aux drogues et alcool

Facteurs de risques biologiques	– Prédispositions génétiques – Stade de développement du cerveau (p. ex., adolescent, jeune adulte, plus à risque) – Maladies (p. ex., douleur chronique…) – Troubles psychiatriques (dépression, anxiété, troubles psychotiques, schizophrénie, troubles bipolaires, troubles de la personnalité, TDAH…) – Abus d'autres substances
Facteurs de risqué liés à des antécédents de traumatisme	– Victime de violence physique – Victime de violence sexuelle – Victime de violence psychologique – Victime d'intimidation
Facteurs de risques socio-environnementaux	– Procédure de divorce, séparation, rupture amoureuse – enfants de parents vivant un divorce ou une séparation – grandir sans présence du père ou de la mère – Pression des pairs – Stress économique – Stress quotidien (ex. nouvel emploi, conflit au travail, nouvelle relation, mariage, déménagement) – Groupe d'amis ou proches qui utilisent de la drogue – Accès facile à de la drogue – Problèmes judiciaires – Vie familiale chaotique – Deuil d'un proche…

9

Comment savoir que vous passez du simple usage du cannabis à la dépendance?

« Vous pouvez avoir à livrer la même bataille plus d'une fois pour la gagner. »

—Margaret Thatcher

Rappel : Coin statistique

Environ 10% des consommateurs de marijuana développeront une dépendance. [10,11,12,54]

Ces risques vont presque doubler chez les adolescents

Environ 17% ou 1 adolescent sur 6 qui essaient le cannabis développent une dépendance.

Il faut mentionner que le cannabis n'est pas la seule drogue qui cause de la dépendance : les risques de dépendance à l'alcool sont d'environ 15%, tabac, 33%; héroïne, 23%; et cocaïne, 17%.

Il reste important de tenir compte du pouvoir de dépendance du cannabis, en sachant que chez les adolescents et les consommateurs réguliers, les risques sont encore plus élevés!

Il faut se rappeler que les risques de développer une dépendance au cannabis passent à 25-50% chez les gens qui en consomment sur une base quotidienne!

Quelques points de réflexion

Consommez-vous plus de cannabis que vous le voudriez?

Consommez-vous du cannabis plus souvent qu'avant?

Est-ce que vous cachez votre consommation de drogue à vos proches? Avez-vous des conflits avec parents et amis au sujet de votre consommation de drogue?

Mentez-vous à propos de votre consommation?

Avez-vous des problèmes financiers en raison de votre consommation de drogue?

Négligez-vous vos responsabilités en raison de votre consommation de drogue?

Négligez-vous vos relations familiales et d'amitiés?

Préférez-vous la compagnie de relations qui partagent votre goût pour la consommation aux autres interactions sociales importantes?

Si vous avez répondu « oui » à l'une ou l'autre de ces questions, vous présentez un grand risque d'abuser du cannabis, ou vous faites déjà partie de ce groupe! Bien des gens devenus dépendants ou qui consomment régulièrement sont dans le déni en ce qui concerne leur comportement; vous risquez de ne pas partager le point de vue des autres en matière de dangers et de risques associés à votre propre consommation de drogue ou aux comportements que vous adoptez lorsque vous consommez des drogues. Avez-vous parfois des conversations enflammées ou des conflits avec vos proches, au cours desquels vous les accusez d'exagérer la fréquence ou la quantité de votre consommation de drogue?

Lorsque vous recevez des critiques provenant de personnes proches au sujet de votre dépendance aux drogues, lorsque vous ressentez de la culpabilité ou de la honte, lorsque vous n'arrivez plus à contrôler la quantité de drogue que vous consommez ou lorsque vous commencez à prendre plus de drogue que vous le voudriez, lorsque vous êtes tentés de mentir à vos amis ou votre famille au sujet de votre consommation, lorsque vous ressentez un manque lorsque vous tentez de ralentir votre consommation, lorsque vous commencez à ignorer les interactions importantes parce que vous devez trouver de la drogue ou vous préférez passer du temps avec des gens qui partagent votre habitude, lorsque vous commencez à délaisser vos responsabilités ou activités courantes ou que vous avez besoin de drogue pour dormir ou relaxer c'est alors que vous savez que vous sombrez probablement dans l'abus ou la dépendance à la marijuana.

10

Une drogue de passage – Le cannabis peut-il mener à l'usage d'autres drogues?

« Un voyage de mille lieues commence toujours
par un premier pas »

—Lao Tzu

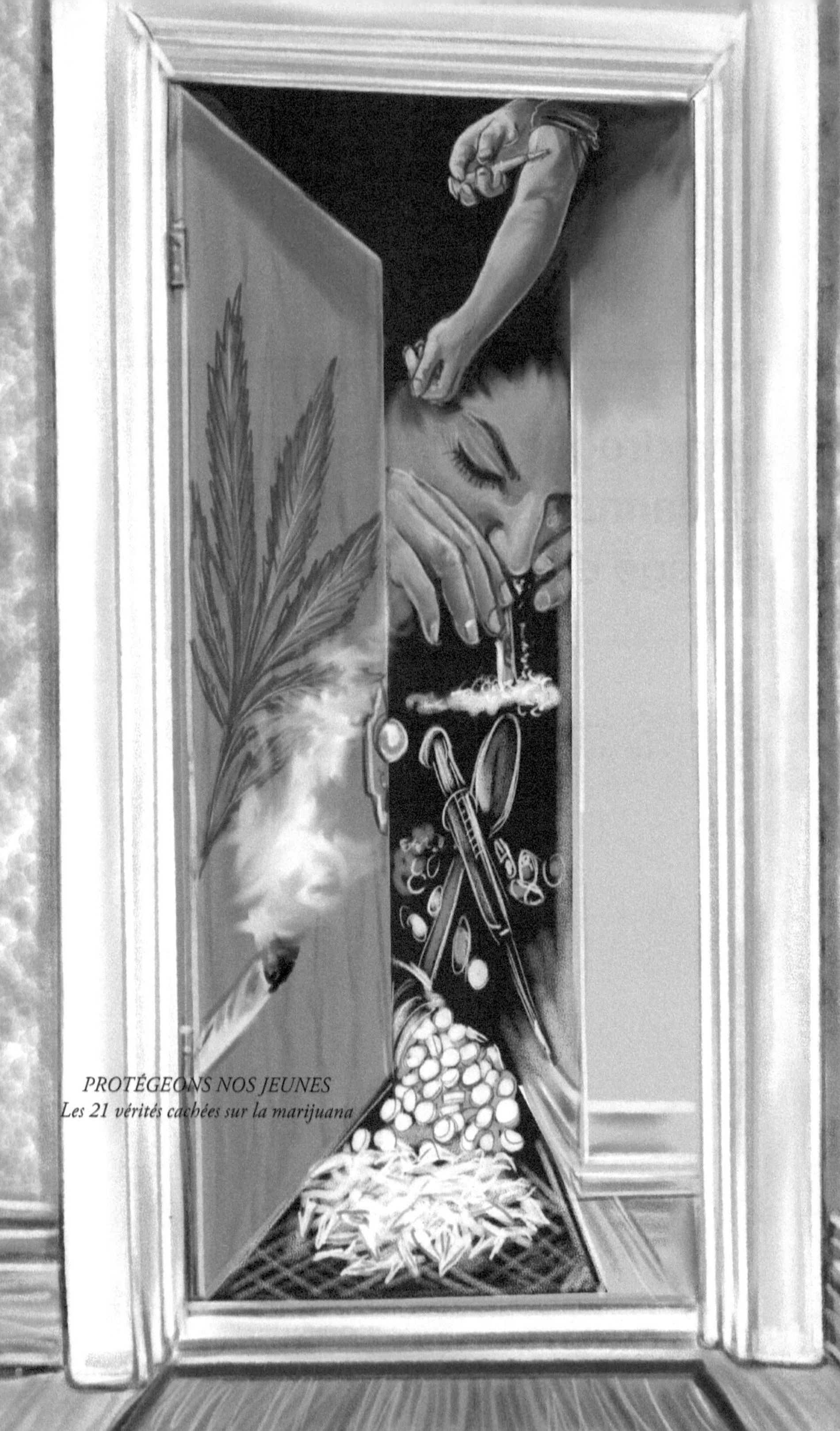
PROTÉGEONS NOS JEUNES
Les 21 vérités cachées sur la marijuana

Drogue de passage ? ou Drogue porte d'entrée ?

- **Si vous consommez du cannabis à l'adolescence ou la jeune vingtaine, vous courez plus de risques de développer une dépendance à d'autres drogues illégales plus tard au cours de votre vie[18,19,20,21]**

- **Cela est aussi vrai pour les autres drogues, y compris l'alcool et le tabac, la dépendance à toute substance mène à un plus grand risque de céder à une dépendance à d'autres substances ou drogues illégales [18, 19, 20, 21].**

La consommation de cannabis durant les stades vulnérables de développement du cerveau peut mener à des changements du système endocannabinoïde dans votre cerveau et, par conséquent, causer des changements dans le système de récompense et circuit de dopamine. De plus, la consommation peut interférer avec le processus de maturation d'autres parties du cerveau essentielles à l'inhibition des comportements et à la prise de décision, comme le cortex préfrontal.

Ces changements dans la chimie cérébrale contribuent à augmenter les risques pour les adolescents et les jeunes adultes exposés au cannabis de rechercher des drogues dont l'effet psychoactif est de plus en plus fort tout au long de leur vie.

Bien que la majorité des consommateurs de cannabis n'abuseront pas d'autres drogues plus tard, les chercheurs ont remarqué que les gens qui consomment du cannabis à l'adolescence ont statistiquement plus de risques de développer de la dépendance aux autres drogues illégales au cours de leur vie.[18, 19, 20, 21]. C'est à ce phénomène que certaines personnes réfèrent lorsqu'ils parlent du cannabis comme étant une «

drogue de passage », ce que j'appellerais aussi « drogue porte d'entrée ». Il est toutefois important de préciser que ce phénomène est aussi vrai pour les autres drogues. L'abus de toute substance, y compris l'alcool et le tabac, contribue à augmenter les risques de dépendance à d'autres substances.

11

Cannabis & opioïdes

« Il vaut mieux allumer une chandelle que
maudire les ténèbres »

-proverbe chinois

Cannabis et opioïdes

La crise des opioïdes est une situation triste, tragique et malheureuse et pour les personnes qui souffrent d'un trouble de l'usage d'opioïdes ou d'une dépendance aux opioïdes, je commande votre courage de lutter pour une vie meilleure. Continuez le combat, nous sommes avec vous et nous soutenons votre combat gagnable. En tant que société, nous sommes appelés à vous soutenir, non seulement avec nos belles paroles à des fins politiques ou idéologiques, mais avec plus de recherche, plus de compréhension et plus de solutions.

D'abord, nous avons besoin de faire une différence entre l'utilisation du cannabis à des fins médicales pour traiter la douleur chronique, ce qui est un sujet important à explorer, et l'utilisation du cannabis pour traiter une dépendance aux opioïdes déjà existante, ce qui est, à mon avis, une bataille vouée à l'échec.

Donc, si le cannabis médicinal peut être l'une des solutions pour traiter la douleur, faisons plus de recherches, creusons plus pour voir si le cannabis peut vraiment devenir l'un des nombreux autres analgésiques classiques non opioïdes. Je déconseille d'essayer de s'auto soigner avec de la marijuana récréative pour soulager la douleur ou d'autres problèmes de santé.

Cependant, tenter de lutter contre une dépendance aux opioïdes avec du cannabis à base de THC pourrait être voué à l'échec, car il y a des fortes chances que les gens reviennent tôt ou tard aux opioïdes. C'est comme essayer de traiter un alcoolique en lui donnant du Xanax, du valium ou d'autres benzodiazépines comme l'ativan, le clonazépam pour une utilisation à long terme, il y a des fortes chances que l'alcoolique développe une dépendance au valium ou aux autres benzodiazepines et qu'il revienne plus tard à l'alcool.

> **Crosstalk**
>
> Il existe une communication bidirectionnelle entre le système opioïde et le système endocannabinoïde de votre corps,
>
> Un phénomène appelé Crosstalk,
>
> Celle-ci augmente le risque de passer d'une substance à l'autre si vous essayez de traiter la dépendance aux opioïdes avec du THC-cannabis.

Les opioïdes sont de puissants analgésiques censés être prescrits par les professionnels de la santé pour des douleurs sévères qui ne peuvent pas être contrôlées par d'autres médicaments non opioïdes. Oui, les opioïdes créent une forte dépendance, ils activent les circuits de votre cerveau, connus sous le nom de système de récompense, qui renforcent le plaisir. Nous devons mentionner que, bien que le cannabis active le même circuit et puisse entraîner une dépendance chez certaines personnes, les opioïdes entraînent plus de dépendance que le cannabis. Après un certain temps, la tolérance se développe et les utilisateurs d'opioïdes ont besoin de doses de plus en plus fortes pour réduire la douleur ou ressentir du plaisir, et cette tolérance peut entraîner une surdose pouvant entraîner la mort. Les patients commencent généralement par des opioïdes prescrits et certains finissent par prendre des opioïdes plus puissants tels que l'héroïne ou le fentanyl.

La dépendance à l'alcool ou au cannabis augmente-t-elle le risque de dépendance à l'héroïne?

Comme je l'ai mentionné plus haut, les opioïdes entraînent une dépendance plus grande que le cannabis, mais le cannabis, en particulier le cannabis à usage récréatif contenant de fortes concentrations de THC, peut entraîner une dépendance chez environ 10% des utilisateurs récréatifs. Notons qu'une dépendance à une substance augmente le risque de sombrer dans les dépendances à d'autres substances.

Selon l'enquête nationale américaine sur la consommation de drogues et la santé, la plupart des consommateurs d'héroïne ont déjà été dépendant à au moins une substance, principalement l'alcool, le cannabis, la cocaïne ou d'autres opioïdes ; Les gens avec un problème d'alcool ont deux fois plus de risques de devenir dépendant à l'héroïne, ceux avec une dépendance à la marijuana sont trois fois plus susceptibles de devenir dépendant à l'héroïne, les toxicomanes à la cocaïne ont 15 fois plus de risques de tomber dans l'heroine et ceux avec une dépendance aux opioïdes d'ordonnance sont 40 fois plus susceptible de devenir dépendante à l'héroïne au cours de leur vie.

> - **Les personnes qui ont une dépendance à l'alcool risquent 2 fois plus de devenir dépendant à l'héroïne,**
>
> - **Ceux avec une dépendance à la marijuana sont 3 fois plus à risque de devenir dépendant à l'héroïne au cours de leur vie.**

En ce qui concerne le débat sur la question de savoir si le cannabis peut être utilisé pour réduire la consommation d'opioïdes dans le traitement de la douleur, je conseille de mener davantage de recherches afin d'avoir des opinions éclairées et de pouvoir proposer des traitements fondés sur des preuves scientifiques rigoureuses.

Ne faisons pas de ce débat un débat idéologique, politique ou économique, abordons-le scientifiquement de manière neutre, abordons-le comme une question de santé et non comme un problème politique ou idéologique afin d'éviter des conclusions prématurées et non fondées d'un côté ou de l'autre.

Tandis que nous continuons de renforcer les stratégies fondées sur des évidences scientifiques déjà en place pour faire face à la crise des opioïdes, à savoir l'usage de naloxone, méthadone, buprénorphine, centres d'échanges de seringues, … nous devons rester ouverts et mener davantage de recherches au cas où nous aurions un traitement dormant non exploité que nous pouvons améliorer pour le bien commun de nos concitoyens.

Essayer de traiter une dépendance aux opioïdes avec du cannabis à base de THC, c'est comme essayer de traiter un alcoolique avec du Valium, du Xanax ou de l'Ativan ou autre benzodiazépine avec une utilisation à long terme.

Cela réduira temporairement la consommation d'alcool pendant que la personne développe une nouvelle dépendance au valium, ativan ou autre benzodiazépine et, éventuellement, va fort probablement revenir à l'alcool plus tard. Le même principe s'applique pour le cannabis et les opioïdes.

12

Le cannabis peut-il mener à une perte intellectuelle ou à un mauvais fonctionnement cognitif?

« Certaines personnes voient les choses comme elles sont et se demandent: pourquoi? Moi, je vois les choses comme elles pourraient être et je me dit: pourquoi pas? »

—**Robert F. Kennedy**

Tiré du Tableau 1. Les effets du cannabis –marijuana- sur votre cerveau (Pour le tableau complet : voir le Tableau 1 au chapitre 5.)

Structure du cerveau touché par le cannabis	Fonction de la partie du cerveau	Effets du cannabis	Conséquences possibles
Hippocampe	Impliqué dans la mémoire…	↓mémoire	↑trouble d'apprentissage
Cortex préfrontal	Impliqué dans les fonctions exécutives, la concentration, l'attention, l'inhibition, le jugement, la planification ...	↓jugement, ↓concentration, ↓durée d'attention ↓inhibition comportementale ↓fonctions exécutives…	*↑ troubles comportementaux, *↑impulsivité *↓jugement *↑impulsions sexuelles *↑risque de dépendance *↑ risques d'accident *↓habilité à apprendre…

Tel qu'abordé au chapitre 5, les effets de la marijuana affectent différentes parties du cerveau. La mémoire est temporairement affectée et une consommation soutenue et prolongée affecte l'hippocampe qui est une des principales structures du cerveau impliquées dans la mémoire. Le cannabis affecte également le cortex préfrontal qui joue un rôle dans l'inhibition des comportements, la concentration, l'attention, la planification, l'organisation et l'anticipation. Les effets à long terme affectant souvent ces régions du cerveau peuvent mener à des troubles d'apprentissage, ainsi qu'à des échecs scolaires, et même professionnels. En fait, des consommateurs réguliers de cannabis risquent de voir leur QI chuter de près de 10 points! Certaines études ont disputé ces conclusions car elles n'ont pas trouvé des pertes significatives au niveau du quotient intellectuel à long terme. Il faut prendre note que les effets cognitifs de la marijuana ne sont pas toujours réversibles une fois la consommation terminée.

> **– Chez quelques adolescents consommateurs assidus, le QI risque de chuter de près de 10 points.**[22]
>
> **– Ce phénomène risque d'être irréversible même si la personne cesse la consommation à l'âge adulte.**[22, 63]

13

Le syndrome amotivationnel

Le cannabis peut-il anéantir ma carrière, mes ambitions et mes rêves?

« Le courage est comme un muscle, il se renforce
au fur et à mesure qu'on le sollicite. »

—Ruth Gordon

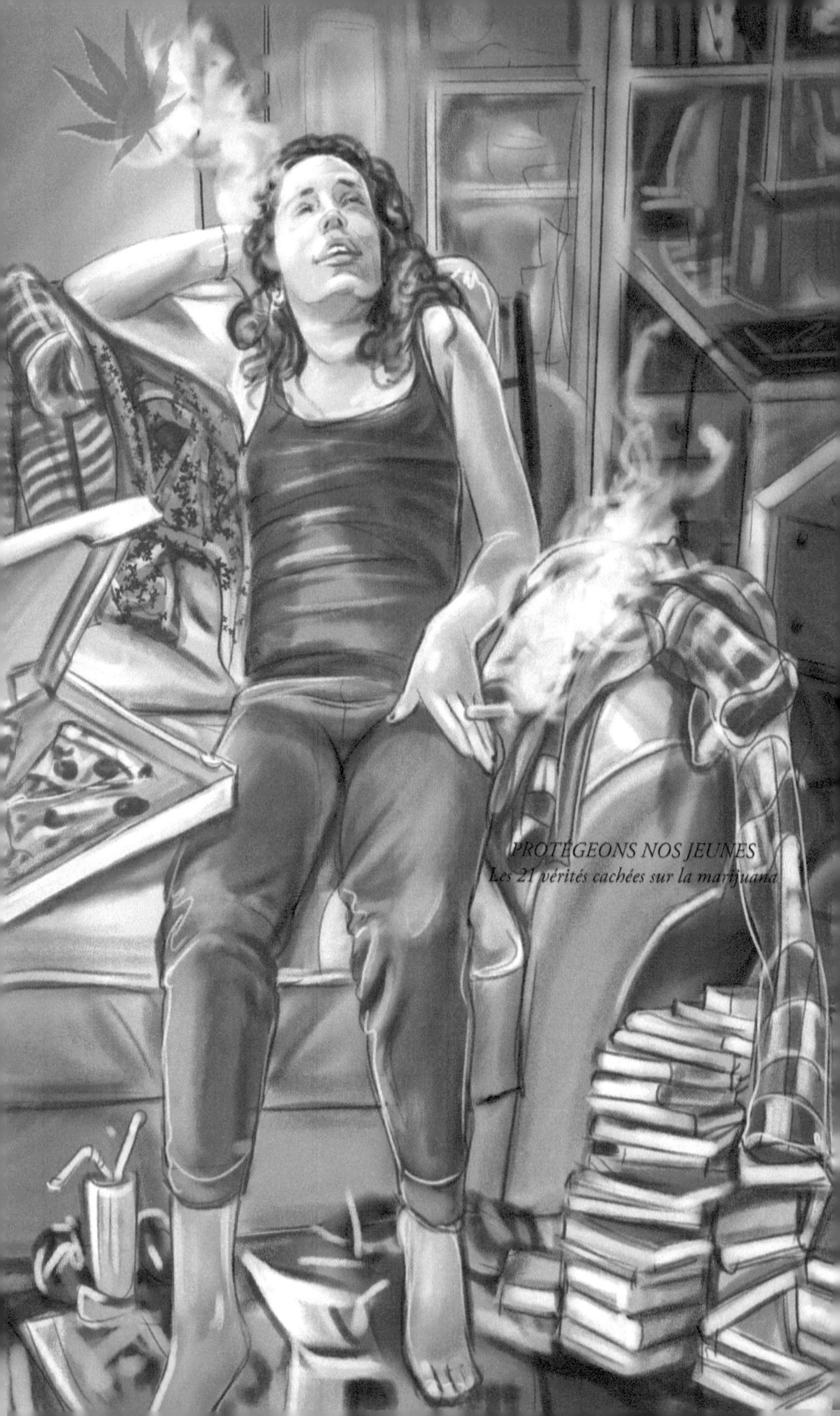

PROTÉGEONS NOS JEUNES
Les 21 vérités cachées sur la marijuana

> **Pour bien des consommateurs abusifs de cannabis et autres substances, la volonté de connaître des plaisirs et des récompenses instantanées dépasse le désir réel d'une vie équilibrée et remplie, marquée par l'ambition et l'atteinte d'objectifs.**
>
> **Quand la dépendance prend le dessus, la vie « high » remplace la vie réelle. Le mirage devient la vie.**

Imaginez un jeune de 18 ans, un jeune avec une attitude positive qui est très motivé, ambitieux et intelligent. Cet étudiant est actif à l'école et socialement, il est près de sa mère et donne un coup de main à la maison pour les tâches ménagères.

Petit à petit, ce portrait change. Il accumule progressivement les conflits avec sa mère, il ne s'efforce plus d'obtenir de bonnes notes, il passe de moins en moins de temps en famille et passe de plus en plus de temps à l'extérieur du foyer. Il n'a plus le goût de se fixer des objectifs élevés et ses ambitions de vie sont en chute libre. Il se fait de nouveaux amis – la plupart toxiques et qui ne plaisent pas à sa mère – et ses meilleurs amis d'enfance se font montrer la porte un par un.

Son seul but devient la récompense instantanée, il passe son temps à écouter de la musique, il fume du « pot », relaxe avec ses amis en se racontant des histoires dans des logements enfumés ou des bars. Le besoin en plaisir de notre cher étudiant dépasse sa volonté de vivre une vie épanouissante, équilibrée, ambitieuse et axée sur des objectifs. La vie « high » remplace la vraie vie.

> **Ce style de vie de consommation associé avec un tel changement dans les objectifs personnels, cette léthargie, cette perte de motivation, ce manque de but et d'ambition, cette négligence des priorités, cette apathie sont ce que l'on nomme le « syndrome amotivationnel ».**

Ce syndrome est un des effets les plus courants associés à la consommation chronique de cannabis. Il est également commun à presque toutes les autres dépendances. Lorsque consommé régulièrement, le cannabis peut avoir un sérieux impact sur le niveau de motivation et le consommateur se trouve souvent pris dans un cycle léthargique et apathique qui peut durer des mois, voire des années sans qu'il ait recours à de l'aide.

Le cannabis, surtout quand on glisse vers la dépendance, peut détourner complètement l'attention de nos ambitions et peut mettre nos rêves sur la glace. Une consommation chronique de marijuana peut pousser à la construction d'une réalité parallèle dans notre vie. On prend alors rendez- vous avec la marijuana de façon régulière, tous les jours, et on attend impatiemment ce merveilleux moment de relaxation que l'on passe chaque jour avec son herbe au détriment de tout le reste qui nous importait.

Fumer un joint ou « vapoter de l'herbe » devient alors pratiquement le meilleur moment de la journée; passer du temps à penser aux objectifs, aux ambitions et aux rêves est désormais optionnel. Passer du temps avec les «collègues de consommation» figure au premier rang de la liste de priorités, alors que passer du temps avec la famille et les vrais amis dégringole au bas de la liste. Les vrais amis, la vraie famille, les vrais rêves semblent soudainement sans intérêt. Passer du temps avec de faux amis superficiels domine tout le reste et les gens qui vous aiment se soucient de plus en plus de votre bien-être.

> **À plus long terme, le syndrome amotivationnel mène souvent à un style de vie déficient et dysfonctionnel. Les échecs professionnels, scolaires et sociaux s'accumulent, et l'estime de soi ainsi que la confiance diminuent, puis la dépression et l'anxiété cognent à la porte**

> **L'usage prolongé du cannabis peut diminuer la synthèse de dopamine dans des zones du cerveau appelés striatum, et ceci est l'une des explications scientifiques possibles pour le développement du syndrome amotivationnel chez les utilisateurs prolongés du cannabis et autres substances addictives.**

Les gens confondent souvent les symptômes du syndrome amotivationnel avec ceux de la dépression, mais il s'agit de deux conditions mentales distinctes. Néanmoins, les conséquences associées à la perte d'intérêt envers des activités qu'une personne aimait et l'arrêt de s'engager dans les interactions et des relations sociales significatives mènent souvent à des symptômes de dépression au fil du temps. Il est donc important de savoir détecter le syndrome amotivationnel lorsque vous reconnaissez les conséquences négatives dans votre comportement, car celles-ci risquent parfois de vous pousser sur une voie où les choix de vie peuvent s'avérer irréversibles.

14

Le cannabis: la vie sociale et les relations familiales

> « Quand la richesse est perdue, rien n'est perdu;
> quand la santé est perdue, quelque chose est
> perdu; lorsque la personnalité est perdue, toute est
> perdu. »
>
> —**Billy Graham**

> **Malheureusement, quand la drogue prend le dessus :**
>
> - **La facilité devient l'objectif, l'attention est détournée vers l'immédiat, le faux devient cool, les plaisirs rapides deviennent l'objectif et les récompenses instantanées deviennent le but.**
>
> - **Ce qui est dur devient optionnel, les défis deviennent irritants, la réalité n'est plus cool, ce qui a de la valeur n'intéresse plus et ce qui demande du temps n'a plus d'importance.**

Est-ce que le cannabis peut avoir un mauvais effet sur vos relations?

Avant de poursuivre cette discussion, il sera utile de garder en tête qu'il y a une grande différence entre une vie sociale qui repose sur l'atteinte du plaisir et une vie axée sur les principes et l'accomplissement de soi.

Cette observation peut sembler contradictoire, mais elle reflète une réalité pour beaucoup de gens. Certains passent leur adolescence, leur vingtaine, et même l'âge moyen à perdre un temps précieux à nourrir des relations superficielles et des récompenses faciles. Ces personnes s'entourent d'amitiés frivoles et s'impliquent dans de nombreuses activités, mais elles oublient de nourrir les relations à long terme qui ont un vrai sens. Elles se concentrent tellement sur les activités qui donnent du plaisir qu'elles en oublient le vrai sens du bonheur que leur apporte une vie bien équilibrée.

> **Vous pouvez socialiser, être dans une foule, être entouré de beaucoup de gens et vous sentir quand même seul. Vous pouvez avoir beaucoup de gens dans votre vie et vous sentir isolé.**

Revenons à la marijuana, consommer de la drogue peut soulager certaines personnes, apporter des sensations physiques agréables (et même déclencher des fous rires), mais il est difficile de dire que cela mène nécessairement à un état permanent de contentement ou de bonheur. Les sentiments agréables associés à la marijuana peuvent être vicieux, car lorsque la consommation de marijuana glisse vers la dépendance et la drogue devient le but ultime de la personne, cette dernière peut développer des comportements décevants pour alimenter la dépendance comme mentir à la famille ou à son conjoint, faire un mauvais usage de l'argent familial, parfois voler, négliger la famille, négliger ses priorités et bien plus. Ce changement dans les priorités est abordé dans le chapitre sur le syndrome amotivationnel.

Certaines personnes affirment que le cannabis a la capacité de multiplier les interactions sociales avec les amis, mais elles ne précisent pas que ce n'est que le plus souvent dans un groupe social fermé. Il y a un désir de passer plus de temps avec des proches qui partagent les mêmes habitudes, mais la consommation risque aussi de créer de la distance avec les gens qui ne sont pas d'accord avec votre consommation de drogue et cela peut vous isoler de ceux qui tentent de vous ramener sur le chemin menant à vos rêves.

- **La consommation de cannabis, en particulier lorsqu'elle frôle la dépendance, peut diminuer le plaisir que vous ressentez lorsque vous êtes sobre avec votre famille et vos amis non consommateurs.**

- **La consommation peut amplifier votre désir pour les interactions sociales plaisantes, mais superficielles et éphémères et diminuer votre intérêt pour les liens aimants et prolongés que procure un état de sobriété.**

- **Ces tendances sociales sont observées dans les relations de presque tous les gens avec un problème de dépendance aux substances!**

15

La pression du groupe

« Quand vous dites "oui" aux autres, assurez-vous
que vous ne dites pas "non" à vous-même. »

—Paolo Coelho

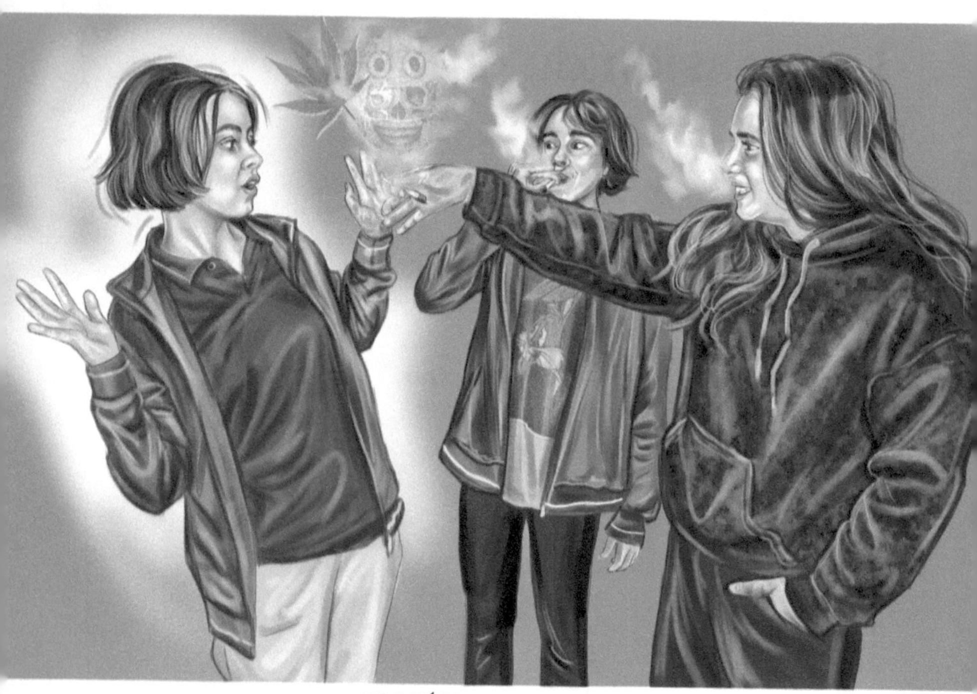

PROTÉGEONS NOS JEUNES
Les 21 vérités cachées sur la marijuana

Rappel : Coin statistique

> **Le cannabis- ou la marijuana- est la substance addictive la plus consommée dans le monde après l'alcool et le tabac.** [2-3-4]
>
> **Il s'agit de la drogue la plus consommée par les adolescents et les jeunes adultes, partout dans le monde.** [3-4]
>
> **Selon l'enquête nationale sur la consommation de drogue et la santé, menée aux É.-U., 22,2 millions de personnes affirment avoir consommé du cannabis au cours du dernier mois** [2]
>
> **Au Canada, la consommation est deux à trois fois plus fréquente chez les jeunes de 15 à 24 ans que chez les adultes.** [5]

Bien que le sentiment d'appartenance soit réconfortant, et que la solitude, le rejet et la difficulté à se faire des amis soient des expériences douloureuses, le besoin et le désespoir avec lesquels nous voulons ressentir l'acceptation et l'amour nous poussent parfois à accepter de payer un prix personnel très élevé.

Considérons le cas d'une adolescente de quatorze ans, rejetée et abandonnée par son père, abusée psychologiquement par sa mère et ayant subi des violences sexuelles à plusieurs reprises par les copains de sa mère. « Solitude » paraissait inscrit sur son front! Elle est sans amis, elle et sa mère ont déménagé plus de deux fois par année pendant plusieurs années. Elle a été rejetée et intimidée fortement, elle a été obligée de changer d'école quatre fois depuis qu'elle a commencé le secondaire, il y a deux ans. Elle se sent seule à la maison et à l'école, et elle a désespérément besoin d'être acceptée, coûte que coûte.

Elle est invitée par un groupe d'élèves cools et plus âgés à s'asseoir à leur table où elle se sent acceptée et où on s'occupe d'elle. Pour la première fois depuis qu'elle a commencé le secondaire, elle n'a plus peur de se faire intimider et elle commence à passer le plus de temps possible avec ses nouveaux amis, la majeure partie étant passée à fumer de la cigarette et la marijuana. Son nouveau cercle d'amis fait désormais partie de son quotidien et elle s'amuse beaucoup, mais il n'y a pas que du positif. Elle subit également beaucoup de blessures en cours de route. Elle réalise qu'on l'accepte aussi longtemps qu'elle adopte le même style de vie que le groupe et qu'elle s'habille comme ses amis. En se fondant au groupe, elle n'est pas complètement libre d'être elle-même. Elle ne peut pas prendre ses propres décisions, s'habiller comme elle le désire ou penser par elle-même. Elle trouve que ce groupe d'amis l'accepte et l'apprécie seulement si elle agit comme ils le désirent.

Elle a renié ses principes fondamentaux pour faire place à de nouvelles normes. Plus elle fait de compromis, plus elle fume de la marijuana, plus son jugement est affecté et plus elle se sent perdue. La dépression s'installe et elle a de moins en moins d'objectifs personnels; au fil des ans, elle a de plus en plus d'épisodes suicidaires.

Il en coûte très cher lorsqu'on cède à la pression du groupe pour être accepté, pour avoir de l'affection ou par peur. La question qu'il faut se poser est « Est-ce que ça en vaut la peine? » Céder à la pression du groupe peut vous coûter vos relations positives avec votre famille, vos vrais amis, vos économies et votre santé, voire votre vie!

Lorsque vous avez fait le tour de la question, vous pouvez accepter les risques, mais avant de prendre la décision de consommer de la drogue sous l'influence de l'autre, comme Paolo Coelho a dit « Lorsque vous dites «Oui» aux autres, assurez-vous que vous ne dites pas «Non» à vous-même. » il faut vous demander à nouveau : est-ce que je suis plus vulnérable? Est-ce que j'ai un risque élevé de dépendance ou de psychose? Si oui, est-ce que ça en vaut la peine? Une fois cela fait, vous pouvez décider de ce qui est le mieux pour vous à la lumière de tous les renseignements.

Est-ce que l'acceptation par les amis vaut le risque de développer une dépendance, de perdre votre famille et vos vrais amis, de développer une psychose, subir la dépression ou même songer au suicide? Juste pour se fondre au moule, pour plaire à ces amis qui auront disparu dans quelques années? Est-ce que cela peut en valoir ce prix?

Si vous êtes un adolescent, vous êtes plus à risque de céder à la pression des pairs que les adultes le sont.

Si vous consommez du cannabis à l'adolescence ou la jeune vingtaine, vous courez plus de risques de développer une dépendance à d'autres drogues plus tard au cours de votre vie [18, 19, 20, 21]

16

Le cannabis, la dépression et l'anxiété

Le cannabis provoque-t-il des symptômes de dépression et d'anxiété?

« Sois gentil avec les gens que tu rencontres,
car chacun de nous livre en secret une grande
bataille. »

—Plato

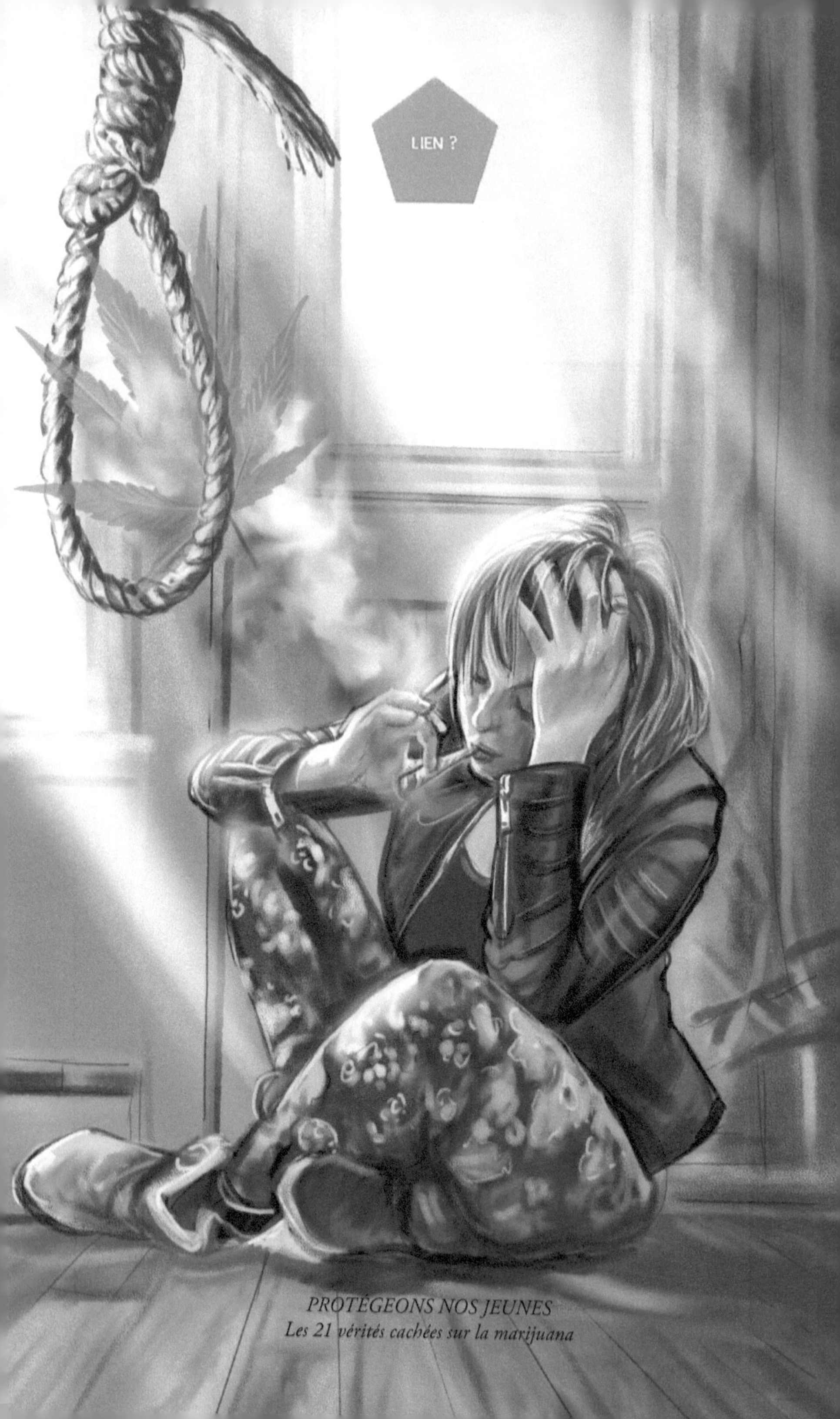

LIEN ?
PROTÉGEONS NOS JEUNES
Les 21 vérités cachées sur la marijuana

> **Le cannabis peut procurer du bien-être par moment, mais ce désir de bons moments ou de « high » peut nous jouer des tours, surtout quand l'usage récréatif glisse vers la dépendance**
>
> **Lorsque la consommation devient de la dépendance, cela peut être un écran de fumée qui cache une souffrance et une douleur profondes dont les symptômes se manifesteront seulement plus tard dans la vie.**

Une des raisons pour lesquelles la marijuana est populaire et si fréquente chez les adolescents et les jeunes adultes, c'est que certains consommateurs se sentent bien, très bien même. De toute évidence, elle peut réduire l'anxiété pour un moment, et certains l'utilisent de façon quotidienne au coucher, car ils pensent qu'ils ne peuvent pas dormir sans son merveilleux pouvoir de relaxation. Mais ce merveilleux sentiment cache-t-il quelque chose? Est-ce un cadeau de la nature ou une rose avec des épines?

Négliger les fondements

Lorsque nous développons une dépendance, peu importe la sorte, nous avons tendance à négliger certains aspects de notre vie et donnons un coup de barre à certains de ses fondements essentiels. Mais nous pouvons être certains que l'absence de ces fondements se fera ressentir plus tard lorsque nous en aurons le plus besoin.

Nous pouvons bénéficier d'une récompense instantanée par la marijuana, nous pouvons profiter d'un soulagement superficiel pour nos problèmes ou des sentiments négatifs, nous pouvons passer des bons moments avec nos amis temporaires et superficiels et ignorer les principales pièces du casse-tête comme la famille, le travail, l'exercice physique et les relations significatives. Lorsque nous revenons sur terre et nous réalisons les occasions manquées, nous sommes alors confrontés aux conséquences qui accompagnent le choix de la facilité et des solutions faciles que nous avons fait plus tôt.

> **La consommation de cannabis, particulièrement chez les adolescents, est associée à l'augmentation du risque de dépression** [45-53]
>
> **Les consommateurs de cannabis, surtout les grands consommateurs ou les consommateurs quotidiens ont 2 à 4 fois plus de risques de ressentir des symptômes dépressifs plus tard dans leur vie que ceux qui ne consomment pas.**
>
> **De grandes quantités de cannabis affectent les parties du cerveau, comme l'amygdale, qui participent au contrôle de l'anxiété, de la peur et des émotions.**
>
> **Pour certains consommateurs, le cannabis peut provoquer des symptômes d'anxiété et de paranoïa qui peuvent mener à des attaques de panique ou des symptômes de dépression.**
>
> **Notons également que des grandes quantités de marijuana (THC) sont associés à la diminution de l'activité de la sérotonine dans le cerveau, ce qui est associé à une augmentation de risque de dépression.**

Lorsque nous réalisons que nous avons vécu de façon statique – en profitant du moment, en n'allant nulle part alors que tout le monde avançait – nous commençons à avoir des regrets et nous commençons même à blâmer notre propre comportement, les circonstances qui sont hors de notre contrôle ou les gens qui nous entourent. L'anxiété s'installe, comme l'inquiétude et les regrets envers les occasions manquées. Lorsque nous réalisons que nous avons peu d'occasions à venir, la dépression se manifeste et elle s'installe bien confortablement!

> **Quand l'usage glisse en abus ou dépendance, on prend de la drogue pour atténuer une douleur émotionnelle, mais plus on en consomme, plus on est anxieux. Plus on est anxieux, plus on essaie de soulager la douleur, et malgré tout, on est de moins en moins fonctionnel et on souffre encore plus.**
>
> **On retourne à la marijuana encore et encore pour le « buzz » qui engourdit cette douleur, mais on ne parvient qu'à s'engloutir davantage et être affligé par le syndrome amotivationnel, les échecs professionnels, les pertes relationnelles, les regrets et la dépression.**

De plus, il est important de se souvenir que le cannabis affecte simultanément plusieurs parties du cerveau, comme l'amygdale qui est une des parties qui régularisent les émotions. Si vous consommez une grande quantité de cannabis, l'amygdale est affectée et vous pourriez par la suite ressentir de la peur ou de l'anxiété, voire des crises de panique. Si vous avez des antécédents familiaux de dépression ou d'anxiété, si vous croyez être dépendant à la drogue ou à l'alcool, si vous êtes un adolescent ou un jeune adulte de moins de 25 ans, si vous vivez des évènements stressants qui pourraient augmenter vos risques de dépendance, vous devriez peut-être éviter de consommer de la marijuana, du moins pour l'instant, car vous courez beaucoup plus de risques que les bienfaits ou le plaisir anticipés par la consommation de drogue.

17

Le cannabis, la psychose et la schizophrénie

Le cannabis, peut-il provoquer de la psychose ou de la schizophrénie?

« J'ai appris que le courage n'était pas l'absence de peur, mais le triomphe sur elle. Le brave homme n'est pas celui qui ne sent pas la peur, mais celui qui conquiert cette peur. »

—Nelson Mandela

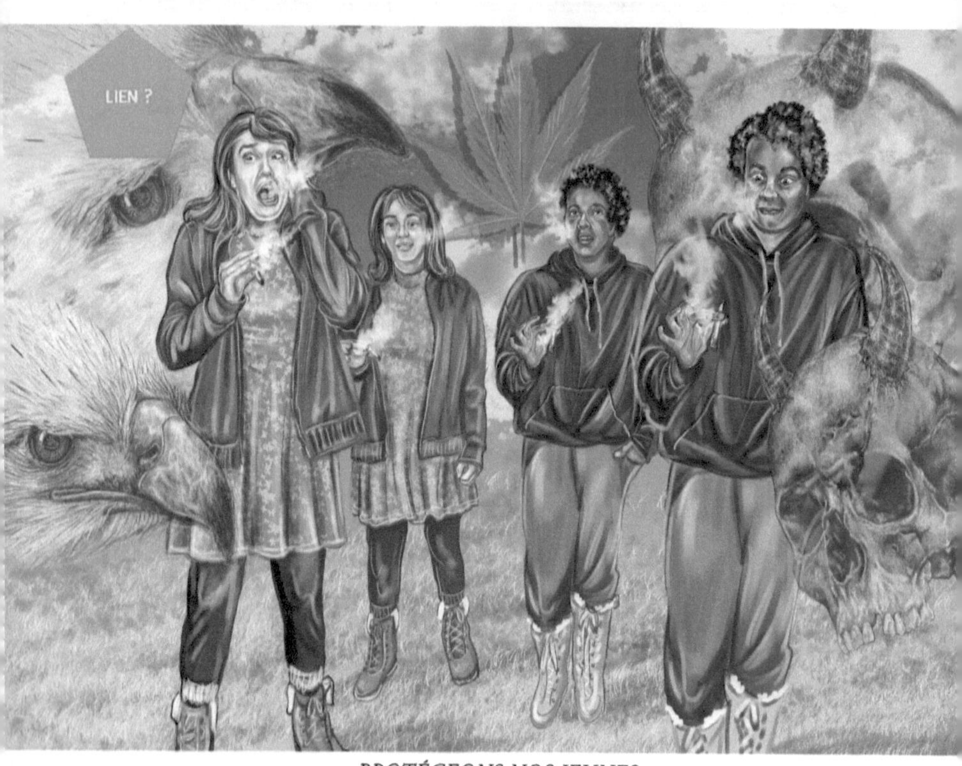

PROTÉGEONS NOS JEUNES
Les 21 vérités cachées sur la marijuana

> **Est-ce que je peux prendre du cannabis si je suis un adolescent?**
>
> **Est-ce que je peux prendre du cannabis si j'ai moins de 25 ans?**
>
> **La réponse à ces questions est : pas sans risques importants!**

Le cannabis peut-il provoquer de la psychose ou de la schizophrénie?

Une consommation abusive de marijuana peut mettre fin à une jeune vie beaucoup trop tôt, comme le démontre cette histoire. À son décès, à trente ans, cet aspirant auteur-compositeur était vu comme un bon gars dont ses amis et sa famille s'ennuient encore aujourd'hui. Dès la première fois qu'il a fumé du « pot », il a connu des symptômes de psychose dont la perte de contact avec la réalité, il croyait qu'il avait des super-pouvoirs, il devenait paranoïaque, il se sentait surveillé, observé, suivi et persécuté. Ces épisodes de psychose pouvaient durer de quelques heures à quelques semaines, mais la dernière fois qu'il a consommé de la marijuana, il a pris une dose tellement importante que son jugement a complètement dérapé, lui faisant croire qu'il était invincible et immortel. L'homme a sauté d'une hauteur dangereuse. Du coup, ce jeune homme n'était plus de ce monde.

Pour répondre à la question : oui, le cannabis est associé à des symptômes de psychose qui, chez certains, peuvent durer quelques heures, jours ou semaines, et il a été démontré qu'il peut déclencher les premières manifestations de troubles psychotiques comme la schizophrénie, dont les symptômes risquent de ne jamais disparaître.

De quelle façon le cannabis peut-il mener à des symptômes de psychose?

Parmi les quelque 500 produits chimiques présents dans la marijuana, le tétrahydrocannabinol (THC) est le produit chimique qui est reconnu pour déclencher les symptômes de psychose. Le cannabis, plus particulièrement le THC, modifie le fonctionnement des parties du cerveau qui jouent un rôle dans la psychose. Par exemple, il affecte la communication entre les parties du cerveau nommées cortex préfrontal et stratum. Le THC peut aussi nuire à l'équilibre entre la dopamine et les autres neurotransmetteurs dans les différentes parties du cerveau, ce qui provoque un fiasco dans votre cerveau et change la perception de la réalité et les informations sensorielles.

Lorsque vous prenez de la drogue, vous pouvez avoir des hallucinations – voir des choses qui ne sont pas là, entendre des sons ou des voix qui n'existent pas. Vous pouvez aussi voir votre attention attirée vers les détails anodins autour de vous, ce qui mène à une mauvaise interprétation du comportement des gens (par exemple, croire que les gens parlent dans votre dos, vous suivent ou vous espionnent). Vous pouvez aussi développer un sentiment de paranoïa comme croire que des histoires à la radio ou à la télévision parlent secrètement de vous, ou que la police vous suit ou enregistre à votre insu vos allées et venues. Vous pouvez aussi croire que vous êtes quelqu'un d'autre à mesure que vous vous déconnectez de la réalité.

Coin statistique

Dans la population en général, le risque de psychose est d'environ 3%

Le risque de psychose peut être de 2 à 5 fois plus élevé chez les grands consommateurs de cannabis [25,26,27,41,44]

Les adolescents et les jeunes adultes sont bien plus sensibles à la psychose causée par le cannabis que les adultes.

Les adolescents et les jeunes adultes ont bien plus de risque de développer une dépendance au cannabis que les adultes, et donc plus de consommation régulière et importante, ce qui augmente significativement leur risque de tomber en psychose.

Êtes-vous plus à risque de psychose induite par le cannabis que votre ami ?

Si vous êtes un adolescent ou un jeune adulte de moins de 25 ans, si vous avez d'autres facteurs de risques menant à la dépendance ou que vous avez des antécédents familiaux de psychose ou autres troubles mentaux, si vous avez eu un épisode psychotique ou une psychose toxique dans le passé, si vous êtes très anxieux ou une personne très méfiante, si vous avez une personnalité paranoïaque, il est recommandé de faire preuve d'une extrême prudence quand vous choisissez de consommer de la marijuana puisque vous êtes à haut risque de développer des symptômes psychotiques si vous essayez du cannabis.

Si vous êtes à haut risque de psychose ou dépression, pourquoi prendre des risques de nuire à votre santé mentale d'une façon pouvant s'avérer irréversible ?

Coin statistique

Le cannabis augmente les risques de déclencher un épisode de schizophrénie.

Le cannabis peut éveiller ou déclencher les symptômes de schizophrénie plus tôt que prévu dans la vie.

50% des gens qui subissent un épisode de psychose toxique (psychose causée par la consommation de drogue) développeront des troubles psychotiques chroniques comme la schizophrénie au cours des dix prochaines années.[27]

18

Le cannabis et le cancer du poumon

Est-ce que fumer du cannabis peut causer le cancer du poumon ou d'autres troubles respiratoires ?

« Le seul voyage impossible est celui que vous ne commencez jamais. »

—Anthony Robins

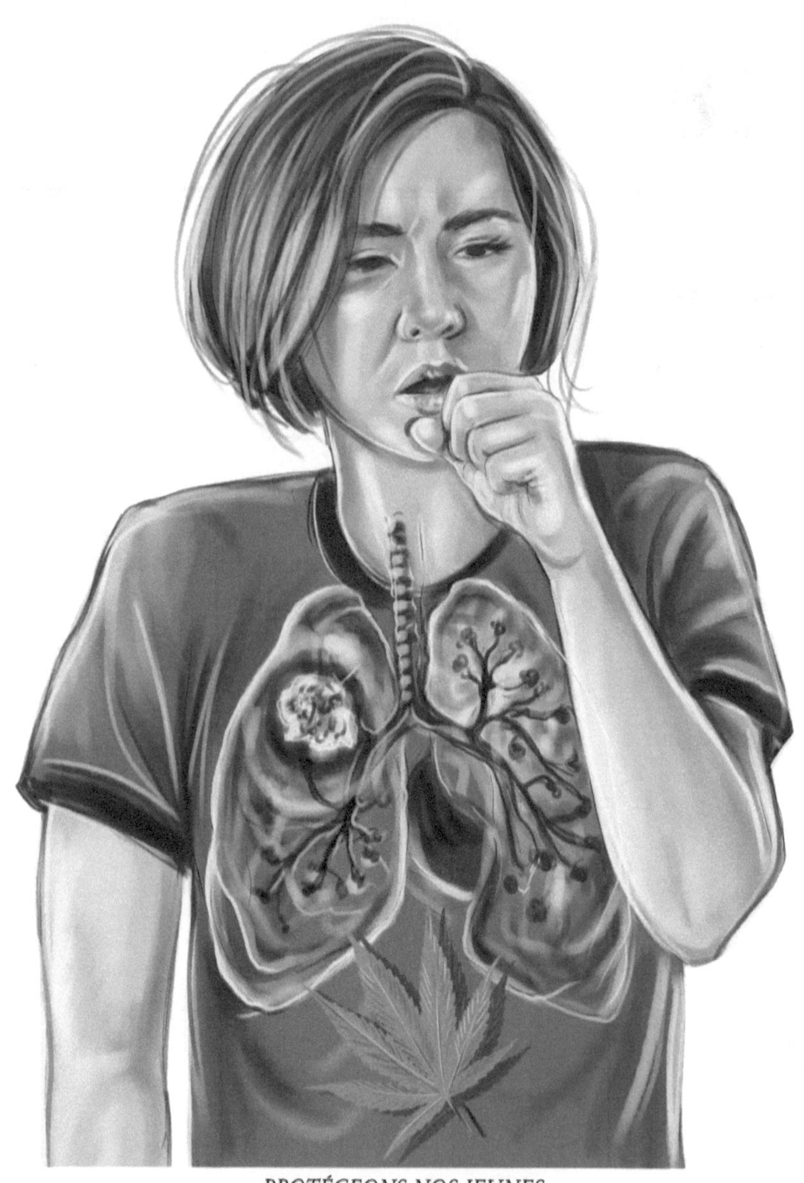

PROTÉGEONS NOS JEUNES
Les 21 vérités cachées sur la marijuana

Est-ce que fumer du cannabis peut causer le cancer du poumon ou d'autres troubles respiratoires ?

Imaginez une magnifique jeune fille de seize ans souffrant de crises d'asthme sévères de façon récurrente, qui décide de fumer du cannabis et qui doit être admise aux urgences de l'hôpital, frôlant la mort des suites d'une crise d'asthme fulgurante !

Les fumeurs assidus de marijuana ont souvent des troubles respiratoires faisant en sorte qu'ils sont essoufflés et ont une augmentation de toux avec crachats de mucus en raison des dommages que subissent leurs voies respiratoires soit des symptômes similaires à ceux observés chez les fumeurs réguliers de tabac!

Il est bien connu que le fait de fumer le tabac est associé à divers cancers, en particulier le cancer du poumon et autres troubles respiratoires. Selon l'American Thoracic Society28, la fumée de marijuana contient plusieurs produits chimiques nocifs similaires à ceux de la fumée de tabac. Et lorsque les gens ont déjà des troubles respiratoires comme l'asthme, la bronchite chronique et l'emphysème, fumer de la marijuana pourrait aggraver ces maladies de la même façon que la cigarette le ferait.

La fumée de marijuana contient plus de 450 produits chimiques et plusieurs produits chimiques cancérigènes -produits chimiques pouvant causer le cancer- similaires à ceux présents dans la fumée de tabac.28 Comme il est bien connu que la fumée de tabac augmente les risques de cancer du poumon et que la marijuana contient plusieurs produits chimiques similaires (cancérigènes), il va de soi que la fumée de marijuana augmente de façon marquée les risques de cancer du poumon.

La fumée c'est de la fumée

La fumée de cannabis est chimiquement similaire à celle du tabac

Les deux contiennent des produits chimiques cancérigènes très similaires

La fumée de cannabis peut contenir 50% de plus de substances cancérigènes que la fumée de tabac

Fumer environ 4 joints de cannabis équivaut à fumer un paquet complet de cigarettes de tabac en termes de dommages à vos poumons et votre santé physique en générale

19

Le syndrome d'hyperémèse cannabinoïde : Le syndrome douche chaude de la marijuana

« Nous devons nous libérer de l'espoir que la mer va un jour se reposer. Nous devons apprendre à naviguer dans les grandes vagues. »

- Aristotle Onassis

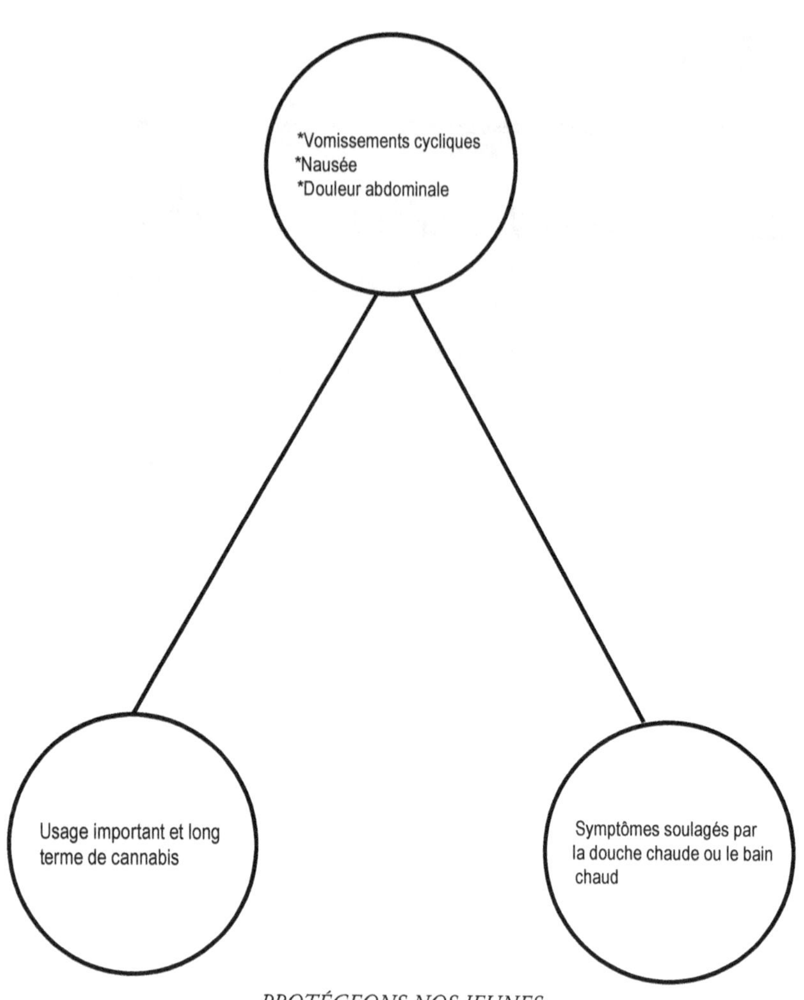

PROTÉGEONS NOS JEUNES
Les 21 vérités cachées sur la marijuana

Disons que vous ou votre ami, vos enfants ou votre partenaire avez commencé à éprouver des épisodes récurrents de nausée et de vomissements. Vous supposez que c'est une infection gastro-intestinale ou une intoxication alimentaire et que ça va passer, mais ces épisodes reviennent encore et encore et vous décidez finalement d'aller consulter aux urgences. Ils font tous les tests nécessaires mais ils ne trouvent rien et les médecins vous disent désespérément que cela pourrait être votre anxiété causant ces symptômes et ils vous dirigent vers un psychiatre qui conclue qu'il faut investiguer davantage parce que vos symptômes ne sont pas causés par l'anxiété.

Dans le processus de recherche des solutions pour soulager vos symptômes, vous Vous rendez compte qu'une douche ou un bain chaud atténuent vos symptômes de nausée, vomissements et douleurs abdominales vagues, au moins temporairement. Par la suite vous commencez à prendre des douches plusieurs heures par jour. Votre famille commence à s'inquiéter parce que vous passez trop de temps sous la douche, vous commencez à vous isoler et la facture d'électricité a augmenté de façon exponentielle en raison des longues douches et les bains chauds.

La situation devient encore plus alarmante lorsque vous commencez à avoir des brûlures sur votre corps dues à des douches trop chaudes. Vous allez à l'urgence pour vérifier avec un médecin et vous expliquer toute la situation et le médecin fait enfin le test d'urine pour découvrir que le cannabis est positif et vous interroge sur votre consommation de cannabis.

> **Près de 3 millions d'américains consultent dans les urgences pour le syndrome d'hyperémèse cannabinoïde.**[60]
>
> **Au Colorado, les consultations pour les vomissements cycliques dans les services d'urgence ont doublé après la légalisation de cannabis récréatif.**[58]
>
> **Selon l'Institut canadien d'information sur la santé, le nombre de visites liées au cannabis dans les salles d'urgence a considérablement augmenté au cours des dernières années et beaucoup de visites sont liés aux palpitations et aux vomissements causés par le cannabis.**

Ce cas illustre des cas bien réels vus aux urgences et souvent confondus avec une intoxication alimentaire ou une infection gastro-intestinale. Le syndrome d'hyperémèse cannabinoïde que j'appelle aussi le syndrome douche chaude de la marijuana est caractérisé par des épisodes fréquents et récurrents de nausées, vomissements sévères et douleurs abdominales vagues chez les patients qui consomment beaucoup et depuis longtemps du cannabis, depuis au moins un ou deux ans.

Ces symptômes ne sont pas soulagés par les antiémétiques classiques (des médicaments anti-nausée / vomissements) mais ils sont mystérieusement soulagés par des douches ou des bains chauds; les patients souffrant de ce syndrome vont habituellement prendre des douches ou des bains très chauds qui peuvent durer plusieurs heures par jour. Cette habitude se transforme en obsession et comportement compulsif, et les gens commencent à se sentir inconfortables s'ils ne peuvent pas facilement avoir accès à une douche ou bain et cela peut entraîner l'isolement et la perte d'emploi. Dans certains cas, aux États-Unis, ce syndrome a résulté en faillite en raison des coups des consultations médicales fréquentes et factures importantes d'électricité et d'eau chaude.

La prévalence de ce syndrome n'est pas encore connue, mais une étude suggère que près de 3 millions d'américains consultant dans les services d'urgence pourraient bien souffrir du syndrome d'hyperémèse cannabinoide.[60] Selon l'Institut canadien d'information sur la santé, le nombre de visites liées au cannabis dans les salles d'urgence a considérablement augmenté au cours des dernières années et beaucoup de visites sont liés aux palpitations et aux vomissements causés par le cannabis. Les appels aux centres antipoison ont considérablement augmenté après légalisation du cannabis au Canada. Au Colorado, les consultations pour les vomissements cycliques dans les urgences ont doublé après la légalisation du cannabis à des fins récréatives.[58]

Syndrome d'hyperémèse cannabinoïde ou Syndrome douche chaude de la marijuana

Les signes :

* Nausées et vomissements cycliques (pouvant aller jusqu'à 20 fois par jour), douleur abdominale

* Symptômes non soulagés par les médicaments antiémétiques classiques

* Aucune diarrhée n'est associée aux symptômes

* Symptômes temporairement soulagés par un bain chaud ou une douche chaude,

* les patients développent une obsession et un comportement compulsif de prendre des bains chauds / des douches chaudes plusieurs heures par jour

* symptômes associés à une consommation chronique et importante de cannabis

* Les symptômes cessent quand on arrête de consommer du cannabis.

Les mécanismes physiopathologiques de ce syndrome ne sont pas bien connus, mais quelques hypothèses restent plausibles. Nous savons que le cannabis se lie aux récepteurs cannabinoïdes dans votre cerveau, et ces récepteurs sont également présents dans votre système digestif ou dans le système nerveux du système gastro-intestinal, donc le cannabis va également se lier aux recepteur cannabinoides présent dans le système digestif. Une hypothèse est que l'accumulation de cannabis dans votre système pourrait entraîner une vasodilatation des vaisseaux sanguins dans le système gastro-intestinal ce qui va interférer avec un bon fonctionnement du système gastro-intestinal et ensuite augmenter les nausées et vomissements. Une autre hypothèse est que le cannabis agit directement dans la partie du cerveau qui contrôle les vomissements, le centre ou la région postrema situé dans votre tronc cérébral. L'accumulation du cannabis et la surstimulation des récepteurs cannabinoïdes dans cette région du cerveau pourrait augmenter les nausées et les vomissements.

Nous n'avons pas encore des études expliquant comment les douches chaudes et les bains chauds arrivent à soulager temporairement les symptômes, mais une théorie plausible est qu'une douche chaude ou un bain chaud augmente la vasodilatation (dilatation des vaisseaux sanguins) au niveau de la peau, ce qui contribue à la redistribution du sang en le détournant du système gastro-intestinal et réduisant ainsi la congestion.

Quel est le traitement du syndrome d'hyperémèse cannabinoïde?

Des douches chaudes ou des bains chauds vont temporairement réduire les symptômes mais ce n'est pas du tout un traitement, mais un comportement compulsif développé pour réduire l'inconfort causé par les douleurs abdominales, les nausées et les vomissement. Le patient sera traité par l'hydratation et la correction des déséquilibres des électrolytes causés par des vomissements. Les médicaments antiémétiques classiques ne fonctionnent pas pour ce syndrome.

Enfin, le seul moyen d'arrêter le syndrome d'hyperémèse des cannabinoïdes est l'arrêt du cannabis. Quand les gens arrêtent le cannabis, les symptômes disparaissent.

La seule option de traitement définitif pour le syndrome d'hyperémèse cannabinoïde est : arrêter le cannabis

L'hydratation sera utilisée chez les patients déshydratés en raison des vomissements important

Les médicaments antiémétiques classiques ne sont pas efficaces pour ce syndrome

20

Le cannabis peut- il être létal?

« La plus grande gloire dans la vie ne réside
pas dans le fait de ne jamais tomber, mais dans
le courage de se relever chaque fois que nous
tombons.»

—Nelson Mandela

Une surdose de marijuana n'est pas mortelle, mais…

Voici une question piège à ne pas négliger. Alors que presque tous les experts médicaux s'entendent pour dire que vous ne pouvez pas mourir d'une surdose de marijuana, nous pouvons avancer l'argument que la marijuana peut tuer, du moins de façon indirecte.

Il est vrai qu'une dose élevée de marijuana peut provoquer une hausse du rythme cardiaque ce qui peut augmenter le risque de crise cardiaque surtout chez les patients vulnérables; le cannabis peut également causer une chute de pression ce qui peut résulter en perte de connaissance ou évanouissement. Au fur et à mesure que le corps s'habitue aux effets de la marijuana, les effets physiques s'atténuent et sont rarement associés directement à un arrêt cardiaque ou à un accident vasculaire cérébral. Les surdoses de marijuana ne peuvent donc pas être généralement considérées comme étant directement mortelles.

La fumée de cannabis - marijuana – peut :

Augmenter la fréquence cardiaque, ce qui peut augmenter le risque de crise cardiaque, en particulier pour les gens les plus à risque ou déjà avec une histoire des conditions cardiaques

Augmenter le risque d'AVC surtout chez les gens les plus à risque ou avec des conditions médicales préexistantes[42]

Provoquer la chute de la pression artérielle ce qui augmente le risque de perte de connaissance ou d'évanouissement [42]

Causer des dommages aux vaisseaux sanguins, ce qui peut résulter en d'autre maladies plus tard.[43]

Il reste tout de même un doute. Si la surdose de marijuana n'est pas généralement considérée comme étant mortelle, ce qui est en quelque sorte vrai, que dit-on à la mère d'un jeune homme de 30 ans en plein épisode de psychose provoqué par la marijuana (discuté au chapitre 17). Ce jeune homme était en santé, en forme, travaillant et il voulait savourer pleinement la vie. Par contre, depuis qu'il consomme régulièrement de la marijuana, il a été hospitalisé à plusieurs reprises pour des symptômes de psychose.

Cet homme ne prenait aucune autre drogue. Il allait bien et il travaillait régulièrement. Ses amis disaient qu'il était drôle et amusant, mais il retournait tout le temps à la consommation de marijuana, malgré toutes les conséquences qui l'affligeaient.

En quête d'un « buzz » plus fort, un soir il a fumé un peu plus qu'à l'habitude et, se sentant invincible, il a sauté d'une grande hauteur, sa perception et son jugement ayant été affecté, il se croyait immortel et était convaincu qu'il survivrait au saut. Cet aimable jeune homme est décédé sur les lieux et a disparu pour toujours.

Une question demeure : qu'est-ce qui l'a tué? Il ne s'est pas suicidé et n'avait pas l'intention de mourir. Il a simplement fumé du cannabis, car il voulait se sentir bien, profiter de la vie; il n'avait pas consommé d'autres drogues ni d'alcool. Bien que la semaine précédente il se sentait bien – complètement normal et fonctionnel – aujourd'hui il n'est plus de ce monde. Donc, qu'est-ce qui l'a réellement tué? Je laisse le soin au lecteur de trancher, mais certains soutiendront que la marijuana est responsable de sa mort.

Est-ce que je peux prédire quelle sera ma réaction au cannabis?

Il est impossible de prédire avec certitude de quelle façon chacun réagit lorsqu'il consomme de la marijuana pour la première fois ou la nième fois. Vous pourriez bien réagir une fois et avoir une mauvaise réaction la fois suivante. Vous ne pouvez écarter avec certitude le risque que la marijuana provoquera plus tard de la dépression, un épisode de psychose ou de la dépendance. Si vous êtes susceptible aux troubles de santé mentale sans le savoir, vous pouvez même vivre des épisodes de psychose ou avoir des pensées suicidaires les prochaines fois que vous en consommerez même si tout s'est bien passé aux dernières consommations!

> **On ne peut pas savoir avec certitude si la prochaine expérience sera comme la dernière!**
>
> **On ne peut jamais prédire à cent pour cent la réaction à la prochaine consommation de la marijuana ou toute autre drogue.**
>
> **On ne peut pas écarter avec certitude le risque que la marijuana provoquera plus tard de la dépression, un épisode de psychose ou de la dépendance**

Vous ne pouvez pas savoir si la prochaine expérience sera comme la dernière. Vous ne pouvez pas dire : « je fume depuis plusieurs années et je n'ai jamais eu de mauvaise expérience ou d'épisode de psychose, donc je vais continuer à fumer et je n'aurai jamais de mauvaise expérience dans le futur. » Si vous augmentez votre consommation durant un certain temps, si la concentration de produit que vous consommez est plus grande; ou si vous augmentez la fréquence de consommation pendant un certain temps, vous ne pouvez pas prédire la réaction de votre cerveau ou de votre corps à la quantité de cannabis que vous offrez à votre corps

> **Chaque fois que vous absorbez des drogues dans votre corps, votre cerveau subit un certain stress et il est possible que vous ayez une réaction que vous n'avez jamais eue avant. Ces réactions peuvent être une psychose, l'anxiété, la dépression, des pensées suicidaires et des comportements dangereux ou mortels.**

21

Le cannabis -accidents de voiture & sécurité au travail

Est-ce que le cannabis augmente le risque d'accidents de voiture?

« Les accidents, en particulier ceux sur la route
et les autoroutes, ne font pas qu'arriver, ils sont
provoqués. »

—Ernest Greenwood

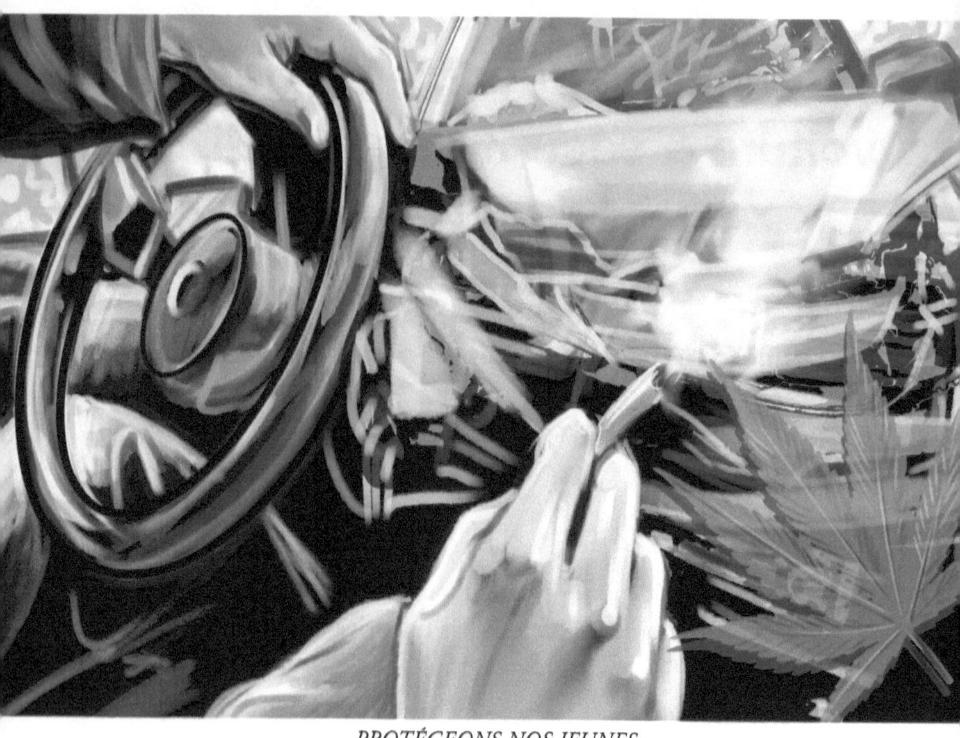

PROTÉGEONS NOS JEUNES
Les 21 vérités cachées sur la marijuana

Coin statistique

En 2016, plus de 37 461 personnes sont décédées dans des accidents de voiture sur les routes publiques aux É.-U.

En 2015, 1 858 personnes sont décédées dans des accidents de voiture au Canada.

En 2011, il y a eu plus de 30 000 décès sur les routes de l'Union européenne.

Une étude a démontré une augmentation de 3 % des accidents de voiture dans les états américains où la marijuana a été légalisée à des fins récréatives.[29]

Différentes études ont démontré que les conducteurs sous l'influence du cannabis sont au moins 2 fois plus à risque de causer des accidents que les chauffeurs sobres (les chauffeurs n'ayant pas consommé d'alcool, de cannabis ou autres drogues).[30]

Lorsque nous partons de la maison pour nous rendre au travail ou au restaurant, ou pour visiter parents et amis ou encore une connaissance à l'hôpital, notre principal objectif est de nous rendre à la destination en toute sécurité. Nous prenons les précautions nécessaires pour conduire de façon sécuritaire et éviter les accidents.

Nous n'avons toutefois pas de contrôle sur les actions que posent les autres conducteurs ni sur leur conduite. Nous ne pouvons qu'espérer qu'ils conduisent aussi prudemment que nous. Nous espérons qu'ils ne conduisent pas lorsqu'ils s'endorment, qu'ils sont sous l'influence de la drogue ou de l'alcool ou intoxiqués de quelconques façons. La seule chose que nous pouvons faire est de signaler toute conduite dangereuse à la police. Nous pouvons, et devons le faire régulièrement!

> **Le cannabis affecte votre cerveau et réduit votre attention, votre concentration, votre coordination des mouvements et votre équilibre.**
>
> **Ces facteurs réduisent la capacité à conduire prudemment et à réagir rapidement aux situations qui peuvent surprendre lorsque nous conduisons.** [32,33]
>
> **Voilà qui explique pourquoi le cannabis augmente beaucoup le risque d'accidents de voiture sur la route pour ceux qui en consomment et pour toute autre personne qui partage la route avec eux!** [34]

La sécurité routière est une source importante d'inquiétude pour les gens. Comme nous l'avons mentionné dans les chapitres précédents, l'usage de cannabis affecte plusieurs parties du cerveau comme le cervelet (impliqué dans l'équilibre et contrôle moteur), des ganglions de base (les parties du cerveau impliquées dans la planification, le contrôle et la coordination des mouvements) et le cortex préfrontal (la zone du cerveau impliqué dans la concentration, attention, inhibition du comportement et autres fonctions essentielles comme la prise de décision et la pensée intuitive).

En somme, le cannabis réduit l'attention, la concentration, la coordination motrice, l'équilibre... Tous ces facteurs contribuent à réduire la capacité du conducteur à conduire de façon sécuritaire et à réagir rapidement lorsque surviennent des urgences et des situations soudaines sur la route.

Le cannabis affecte donc votre capacité à conduire – tout comme le font l'alcool et les autres drogues – et vous devriez les éviter complètement si vous prévoyez conduire.

***Conduire «High» est aussi dangereux que conduire «Ivre»**

***Différentes études ont révélé que les conducteurs sous l'influence de la marijuana étaient 2 à 7 fois plus susceptibles d'être responsables d'accidents que les conducteurs sobres (conducteurs sans alcool, cannabis ni autre drogue)** [30]

*** Lorsque le cannabis est associé à de l'alcool, le risque d'accident de voiture est encore plus élevé, 15 fois plus élevé que celui des conducteurs sobres.**

Je conseille vivement d'éviter de conduire pendant au moins 8 heures après votre dernière consommation de cannabis.

**Et pour ceux qui utilisent du cannabis par la bouche, évitez de conduire pour un minimum de 12 heures après avoir mangé ou bu des produits au cannabis car le cannabis comestible dure beaucoup plus longtemps dans votre système.*

CANNABIS ET SÉCURITÉ AU TRAVAIL

En termes de sécurité sur le lieu de travail, le risque d'accident de travail est plus élevé pour les personnes qui abusent de l'alcool, du cannabis et d'autres drogues. Selon l'agence canadienne provinciale (Québec) de santé et sécurité au travail, les personnes ayant un problème de dépendance sont cinq fois plus à risque de faire une réclamation pour lésion professionnelle, ils sont impliqués dans des accidents de travail deux à trois fois plus souvent que d'autres et ils sont absents trois fois plus souvent que leurs collègues.

Les gens avec un problème d'abus ou dépendance aux substances

* **sont 5 fois plus à risque de faire une réclamation pour lésion professionnelle**

* **sont impliqués dans des accidents de travail 2 à 3 fois plus souvent que d'autres**

* **sont absents 3 fois plus souvent que leurs collègues.**

Si vous êtes en construction et que vous fumez du cannabis ou buvez de l'alcool avant ou pendant le travail, vous avez une attention, une concentration, une coordination des mouvements et un équilibre altéré, ainsi qu'une capacité réduite à réagir rapidement à des situations soudaines. Tout cela peut augmenter le risque de chute ou de se faire mal avec des outils.

Si vous faites du travail de bureau, vous êtes plus susceptible de commettre des erreurs pouvant avoir des conséquences négatives ou de prendre de mauvaises décisions qui pourraient mettre vos clients ou collègues sur le terrain à risque.

Par exemple, si vous êtes un contrôleur de la circulation aérienne ou un contrôleur de la circulation routière, vous devez rester à l'écart de l'alcool, du cannabis ou d'autres drogues, car votre consommation peut mettre en danger la sécurité de nombreuses personnes.

Vous êtes un ingénieur en construction et vous devez prendre des décisions importantes concernant le pont ou le bâtiment en construction, rester à l'écart de toute substance susceptible de provoquer des décisions erronées pouvant augmenter le risque pour la sécurité du public ou d'autres employés.

Vous êtes un machiniste, vous vous exposez à un risque élevé d'accident de travail si vous consommez de l'alcool, du cannabis ou d'autres drogues avant ou pendant votre quart de travail.

Vous êtes cuisinier ou manipulez des objets tranchants, vous vous mettez risque élevé d'accident de travail si vous consommez de l'alcool, du cannabis ou autres drogues avant ou pendant votre quart de travail. Vous êtes un mécanicien automobile, vous avez besoin de votre plus grande attention, de votre concentration maximale, de votre coordination de mouvements pour ne pas compromettre votre sécurité et celle de votre client.

Vous êtes infirmière, préposé aux bénéficiaires ou médecin, vous avez besoin de toutes vos facultés pour prendre de bonnes décisions. Votre attention et votre concentration sont nécessaires pour éviter le risque d'accident pour vous mais également pour vos patients. Il est donc très important de ne pas consommer de cannabis, d'alcool ou d'autres drogues durant les 8 à 12 heures précédant votre quart de travail.

Je conseille vivement d'éviter le cannabis, alcool et autres drogues pendant au moins 8 heures avant le début de votre quart de travail.

* *Et pour ceux qui utilisent du cannabis par la bouche, évitez de manger ou boire des produits au cannabis pour un minimum de 12 heures avant le début de votre quart de travail car le cannabis comestible dure beaucoup plus longtemps dans votre système.*

* *Si vous êtes intoxiqué par une substance, vous pourriez envisager de ne pas travailler pendant quelques jours ou même suspendre le travail jusqu'à ce que vous ayez une évaluation médicale selon le niveau de votre intoxication.*

22

Le cannabis et le suicide

Le cannabis peut-il mener au suicide?

« C'est pendant nos moments les plus sombres que nous devons nous concentrer pour voir la lumière. »

—Aristotle

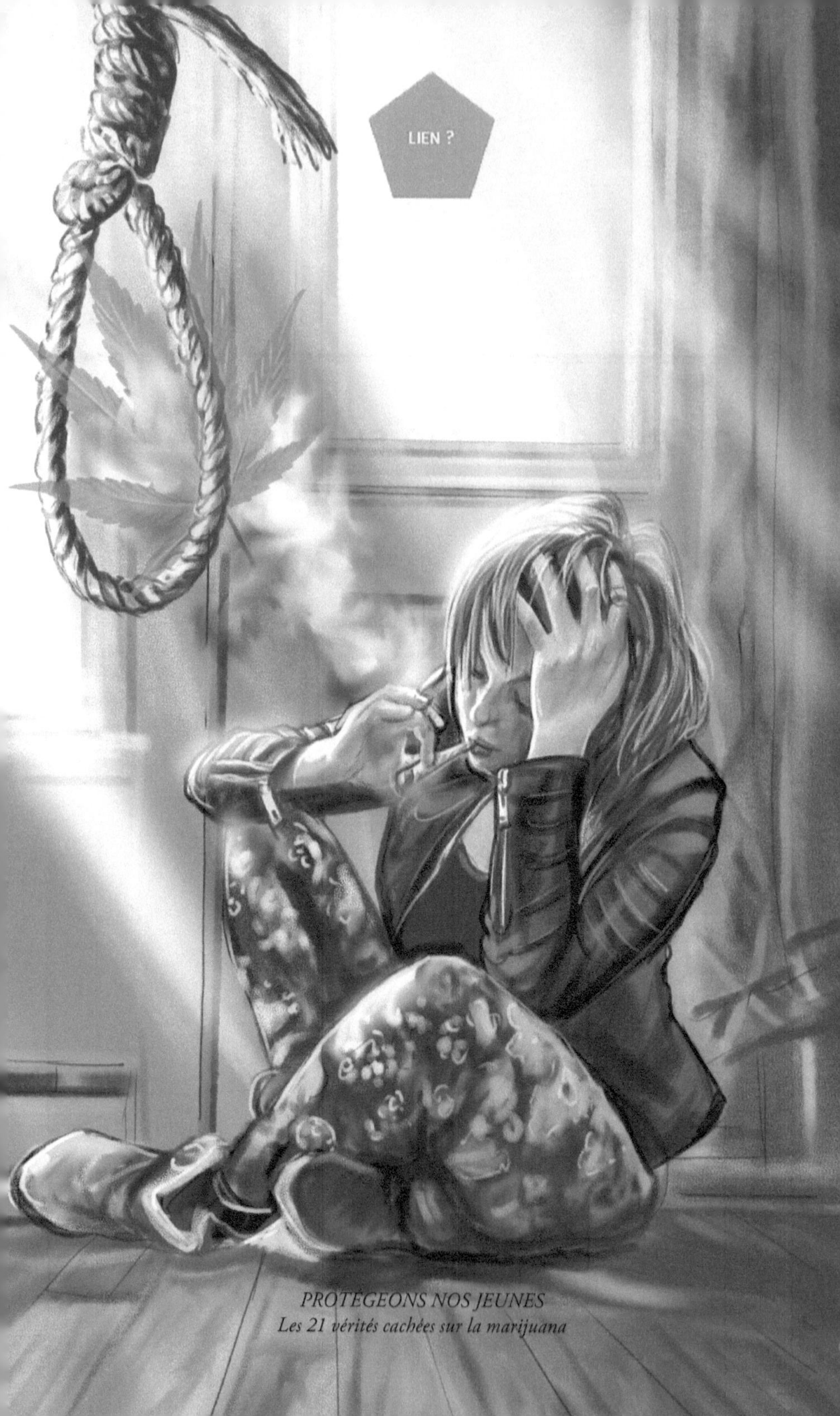

LIEN ?
PROTÉGEONS NOS JEUNES
Les 21 vérités cachées sur la marijuana

> **Le suicide est le fruit d'une accumulation de facteurs de stress qui infligent une pression sur la personne au point que le problème parait insurmontable et le fardeau semble impossible à porter. La personne perçoit que la seule façon d'échapper à la détresse et la souffrance est à travers le suicide.**
>
> **La vie vaut la peine d'être vécue, même quand ce n'est pas évident.**

Plusieurs facteurs comme des maladies physiques ou mentales, un stress financier, de l'intimidation, un divorce, un échec scolaire ou professionnel, un rejet social, une dépendance à la drogue et de la violence physique ou agression sexuelle peuvent augmenter les risques de nourrir des pensées suicidaires. Des études ont suggéré qu'un usage régulier de marijuana peut également être associé à une hausse importante du risque de suicide (bien que tous les autres facteurs de risques jouent également un rôle). Alors, pourquoi ajouter un autre facteur de risque à notre vie?

> **La consommation de cannabis chez les adolescents augmente le risque de dépression et comportement suicidaire à l'âge adulte.**[61]

Ce paragraphe aborde la question d'un angle différent, mais vous pouvez passer outre si les théories scientifiques associant le cannabis à l'augmentation du risque de suicide ne vous intéressent pas. De façon directe, que subit votre cerveau lorsque vous consommez de la marijuana? Les sentiments de bonheur, l'euphorie et la stimulation du système de récompense se réveillent quand le cannabis est consommé et que le système endocannabinoïde s'active. Le cerveau possède des récepteurs cannabinoïdes et le cannabis se lie à ces récepteurs lorsque vous le consommez. Toutefois, les résultats de quelques études laissent sous-entendre que les gens qui se suicident ont un nombre particulièrement élevé de récepteurs cannabinoïdes dans certaines parties du cerveau – surtout dans le cortex préfrontal – ce qui porte à croire qu'un système endocannabinoïde hyperactif peut augmenter les risques de suicide![35,36] Il faut insister sur l'importance de mener d'autres études pour pouvoir tirer des conclusions plus solides.

En plus de l'impact physiologique et comportemental direct, nous savons que la dépendance au cannabis ou à toute autre substance constitue souvent la pointe de l'iceberg pour des troubles émotionnels qui pourraient être gérés de façon plus saine. Nous pouvons nous tourner vers le pot dans notre quête d'identité personnelle, dans notre besoin d'acquérir un sentiment d'appartenance et pour tenter de traiter nos symptômes d'anxiété, pour essayer de soulager une souffrance, pour mettre un masque nous permettant d'avoir l'air heureux et fonctionnel en société ou comme moyen d'accéder aisément à des plaisirs faciles et instantanés. La souffrance reste toujours présente au plus profond, ce qui pousse certaines personnes à consommer de la marijuana; encore plus lorsqu'ils en abusent et développent une dépendance nuisant davantage à leurs efforts d'affronter les problèmes qui se présentent à eux.

La consommation de cannabis, surtout lorsqu'elle devient une dépendance, risque de devenir un masque que nous portons pour camoufler une insécurité, une souffrance ou une douleur profonde.

Plus on cède, pire est la douleur émotionnelle; et plus on soufre plus on consomme pour se sentir soulagé. Un cercle vicieux s'installe : négligence personnelle, manque de motivation, échec professionnel. La dépression s'installe ensuite, ce qui mène sur la voie du désespoir et vers un possible suicide. Ce tragique destin peut toutefois être évité!

23

Proclamez votre liberté. Reprenez en main votre destinée!

« Le meilleur moment pour planter un arbre était il y a vingt ans, le deuxième meilleur moment est maintenant. »

—**Inconnu**

Vous vous sentez comme si vous aviez perdu votre liberté, et, sans vous en rendre compte, le cannabis a pris le dessus sur votre vie, vos relations familiales et vos amitiés. Vos ambitions et vos rêves semblent désormais inatteignables. Vous vous demandez comment reprendre le contrôle de votre vie, comment vous libérer de la dépendance et comment retrouver votre indépendance.

Ce n'est peut-être pas vous, mais quelqu'un que vous connaissez, ou une personne qui vous est chère qui traverse une période de perte de contrôle par rapport à la consommation de drogue ou autre dépendance. Vous avez un désir d'aider et vous vous demandez comment procéder.

Vous vous demandez comment vous libérer de la dépendance et retrouver votre indépendance.

Le but est de choisir votre propre voie vers la liberté et de vous lancer.

Il n'y a pas de voie rapide pour vaincre une dépendance à la marijuana (ou toute autre dépendance). Certaines personnes se tournent vers des groupes d'entraide, d'autres demandent l'aide de leur médecin, leur thérapeute, leur psychiatre, d'autres préfèrent les activités et les clubs sociaux, sportifs ou récréatifs, d'autres vont à l'église pour tenter de reconstruire leur foi lorsque les autres options ne mènent nulle part. Le but est de choisir votre propre voie vers la liberté et de vous lancer!

Voici cinq suggestions simples, mais qui présentent leurs difficultés. Pourquoi ne pas les essayer, en sachant que vous ne pouvez réussir que si vous avancez un pas à la fois!

1. VOTRE PROMESSE, VOTRE PAROLE, VOTRE LIBERTÉ

> **Votre esprit est un jardin, tout ce que vous plantez va pousser**
>
> **Ne cesse jamais de semer de bons mots dans le jardin de votre esprit.**
>
> **Utilisez vos propres paroles pour vous et non contre vous**

Au début de ce qui sera franchement un long combat, proclamez votre liberté! Le périple ne sera pas facile, les combats seront difficiles et cruels, mais vous vous engagez à rester au front. Osez proclamer votre engagement à être libre. Vraiment libre, enfin libre! N'ayez pas peur de vous affirmer – surtout en présence de ceux qui vous sont proches – et de dire que vous prenez vos responsabilités et que vous allez poser de gestes concrets qui mèneront un jour à la liberté. Vous choisissez d'être libre. Dites-le encore, encore et encore!

> **N'ayez pas peur de chanter, de crier et de répéter à quel point vous êtes libres dans le processus de le devenir.**

Laissez votre choix s'assimiler dans votre esprit, s'imprégner dans votre être. Vous devez donner vie à votre liberté par vos pensées, vos paroles et vos actions. Dites-le haut et fort!

Vos pensées et vos paroles sont bien utiles pour bâtir votre réalité. Votre façon de penser et de parler de votre expérience de vie aide à provoquer des conflits, mais aussi à les résoudre, à gérer les appréhensions et l'anxiété ou à avoir confiance dans le succès qui vous attend. Vos paroles peuvent éveiller de la joie ou de la tristesse et elles peuvent aider ou nuire aux relations. Il va sans dire que votre propre discours intérieur aide à élever ou à détruire la vision et la réalité que vous espérez pour vous-même et de la personne que vous deviendrez dans ce monde.

> **Choisissez d'utiliser vos paroles pour vous élever et non pour vous écrouler!**
>
> **Cessez de semer des mauvaises herbes, semez des fleurs**
>
> **Cessez de semer le désespoir et répandez l'espoir!**
>
> **Cessez de ruminer le passé et pavez la voie vers le futur**
>
> **Cessez de semer le regret et cultivez le contentement**

Proclamez-vous victorieux dès le début. Ne soyez pas gêné de dire « je suis un gagnant » et de dire que vous vous engagez sur la bonne voie.

> **Chaque victoire prend naissance dans votre esprit et se matérialise enfin dans la vraie vie.**

Répétez ce mantra aussi souvent que possible! Soyez flamboyant lorsque vous proclamez votre liberté! Ce que vous pensez et ce que vous dites de vous-même – en bien ou en mal – ont beaucoup plus d'impact que ce qui vient de la bouche d'un autre. La perception de vous-même peut vous propulser ou vous mettre des bâtons dans les roues. Prenez conscience des pensées et des paroles que vous dites et prenez-en bien soin, car elles peuvent avoir un impact durable sur la direction que prendra votre vie!

> **Le seul moyen de prendre l'habitude de dire les bonnes choses dans votre propre vie, c'est de le faire encore et encore, même quand ce n'est pas évident.**

2. ALLEZ CHERCHER DE L'AIDE

Allez chercher toute l'aide qui vous est offerte, lorsque vous pouvez la trouver et partout où elle est offerte. Découvrez toutes les ressources qui vous sont disponibles partout où vous pouvez les trouver et le plus souvent possible. Que ce soit dans un centre de réhabilitation ou désintoxication avec ou sans hébergement, les groupes d'entraide (par exemple, les Alcooliques ou Narcotiques anonymes), ou l'église, il existe un grand nombre d'endroits où aller. Ne restez pas seul.

> **Osez demander de l'aide. Cherchez jusqu'à ce que vous trouviez.**
>
> **Parlez des traitements disponibles avec votre médecin, rencontrez un thérapeute, seul ou en groupe, parlez à votre infirmière, votre psychologue, votre travailleuse sociale ou autre intervenant social, votre pasteur, votre prêtre ou votre leader religieux, à votre coach de vie, votre entraîneur, vos amis, votre famille, votre confrère ou consœur des groupes AA, NA...**

Voyez ce qui vous inspire confiance! Rappelez-vous que vous ne pouvez pas trouver ce qui vous convient si vous n'effectuez aucune recherche active. Enfin, cherchez jusqu'à ce que vous trouviez.

Vous ne savez jamais qui croisera votre chemin et vous apportera la meilleure aide pour vous que ce soit un professionnel de la santé, un membre d'un groupe de soutien, un médecin, un thérapeute, un ami, un pasteur, un prêtre, un membre de la famille qui vous aidera à faire un pas dans la bonne direction, au bon moment. Ayez l'esprit ouvert à de nouveaux moyens d'obtenir de l'aide et n'abandonnez jamais!

> **Ne laissez pas le passé vous intimider**
>
> **Ne laissez pas la honte du passé dicter votre future**
>
> **Ne vous laissez pas humilier par les échecs qui surviennent en cours de route**
>
> **Soyez simplement prêt à vous relever lorsque vous tombez malgré les défis**
>
> **Soyez toujours motivé à transformer tout échec en occasion d'apprendre afin de réussir**

Ne vous contentez pas du statu quo. Cherchez activement les réponses. Relevez-vous lorsque vous tombez, ne succombez pas à la honte, au doute ou à la pitié! Restez prêt à vous battre malgré les défis que vous pouvez rencontrer.

Rappelez-vous que chaque jour qui passe sans faire d'efforts pour changer signifie qu'on s'enfonce pendant un jour de plus. Mais une fois décidé à demander de l'aide, il faut ignorer les commentaires des parents et amis qui ont des choses négatives à dire. Vous investissez dans votre vie, dans votre futur. Vous semez du changement dans votre jardin, et personne ne peut les déraciner si vous ne les laissez pas faire!

3. DEMI-TOUR, ON EFFACE, ET ON EFFACE ENCORE

Si votre vie suit une mauvaise direction, il est vraiment difficile d'imaginer comment vous arriverez à bon port. En réalité, vous aurez peut-être besoin d'un demi-tour, un changement de cap pour arriver là. Savez-vous à quoi ressemble ce changement?

Devez-vous prendre vos distances par rapport à ces amis qui vous attirent sans cesse vers le fond? Ne vous gênez pas pour vous retirer du groupe social qui vous encourage à prendre des décisions malsaines.

N'hésitez pas à les supprimer de votre réseau social. Ne vous inquiétez pas à l'idée d'effacer leur nom et leur numéro de téléphone, ainsi qu'à celle d'effacer les coordonnées de votre revendeur de drogue. Effacez toutes ces coordonnées et bloquez. Ne nourrissez aucun regret. Il faut parfois prendre de dures décisions pour retrouver sa liberté.

> **Entourez-vous d'aigles qui vous donneront des ailes. N'hésitez pas à écarter les gens qui vous tirent vers le fond.**

4. NOUVELLE DISCIPLINE, NOUVELLE ROUTINE

Établissez une nouvelle routine et n'y dérogez pas. Mangez des repas santé et engagez-vous à vous préparer des repas selon un horaire régulier. Mettez-vous au lit à une heure raisonnable et levez-vous avec ou avant le soleil! Faites de l'activité physique quatre à cinq fois par semaine et intégrez progressivement des loisirs et activités sociales dont le principal attrait n'est pas de prendre de la drogue.

> **Nouvelles habitudes**
> Avec la consultation et l'aide de votre professionnel de la santé:
>
> **Bien dormir**: environ 8 heures par nuit, se coucher tôt, se lever tôt, évitez les écrans pendant au moins une heure avant de vous coucher, évitez la caféine après 14h, maximum: 2 à 3 cafés par jour si vous ne pouvez pas l'éviter tout court.
> **Bougez**: activité physique: 30 - 45 minutes, 4 à 5 fois par semaine
> **Buvez de l'eau**: environ 2 litres par jour
> **Mangez bien**: repas régulier à la table, pas devant les écrans
> **Habitudes de la pensée**: entretenir des pensées avantageuses, penser différent, pense mieux qu'avant, avoir des buts, petits et grands objectifs
> **Activité de loisir**: développer au moins une activité de loisir: sport, art, club social,...

Soyons clairs : ce ne sera pas facile. Ce sera même très difficile, mais rappelez-vous que vous êtes en plein champ de bataille et qu'il n'est pas temps d'abandonner! Cherchez des livres, des citations et des conseils inspirants qui vous encourageront à intégrer de nouvelles habitudes et à apprendre à avoir confiance dans votre routine pour rester fort et conserver la volonté d'affronter l'adversité!

5. SAVOUREZ LE NOUVEAU VOUS !

Cette étape consiste à apprendre à vivre et à savourer la vie, maintenant que vous êtes sobre. Le cannabis et les autres drogues procurent des plaisirs intenses et rapides. Ainsi, il ne sera pas facile de savourer des loisirs sans drogues et ce sera un processus d'apprentissage. N'hésitez pas à apprendre à apprécier la vie de nouveau. C'est en marchant qu'on apprend à marcher.

N'hésitez pas à partager vos progrès de façon positive et encourageante, et n'oubliez pas de démontrer que vous vous sentez bien, maintenant que vous êtes libre! Essayez de ne pas nourrir de regrets à l'égard du passé. Prenez plutôt le temps de mouler votre présent pour forger l'avenir. Votre nouvelle routine sera un outil important pour apprendre à savourer votre nouvelle vie. Rencontrez de nouveaux amis, faites de nouvelles connaissances, explorez et expérimentez de nouveaux loisirs sans drogue et voyez comment le nouveau vous vit toutes ces expériences!

> **Il ne sera pas facile de savourer des loisirs sans drogues, et ce sera un processus d'apprentissage. N'hésitez pas à apprendre à apprécier de nouveau.**
>
> **Rappelez-vous que c'est en marchant et en trébuchant que nous avons tous appris à marcher.**
>
> **Osez proclamer votre engagement à être libre ; vraiment libre, enfin libre!**

24

Les 21 vérités cachées sur la marijuana

Je vous suggère de prendre un bref moment pour explorer si vous avez bien saisi Les 21 vérités cachées sur la marijuana discutées dans ce livre.

Avez-vous saisi les liens entre La Marijuana/Cannabis Et :		
Psychose/ schizophrénie	Dépression	Anxiété
Suicide	Problèmes de sommeil	Usage médical
Accidents d'automobiles	Syndrome Amotivationnel	Problèmes cognitifs & ↓ des point Q.I.
Système endocannabinoïde	Syndrome d'hyperémèse cannabinoïde/ syndrome douche chaude de la marijuana	Échecs scolaires & professionnels
Cancer du poumon & problèmes respiratoires	Dommage vaisseaux sanguins & problèmes cardiaques	Cannabis & sécurité au travail
Risque de dépendance	↑Vulnérabilité pour les adolescents et jeunes adultes	Drogue de passage/drogue Porte d'Entrée
Cannabis & sexualité	Cannabis fumé versus mangé ou bu	Grossesse & allaitement

Références

(1) Freeman, A. (2017, April 13). Canada announces plans to legalize marijuana by July 2018. *The Washington Post*. Retrieved from https://www.washingtonpost.com/news/worldviews/wp/2017/04/13/canada-announces-plans-to-legalize-marijuana-by-july-2018/

(2) Center for Behavioral Health Statistics and Quality. (2016). *2015 National Survey on Drug Use and Health: Detailed Tables*. Substance Abuse and Mental Health Services Administration, Rockville, MD. Retrieved from https://www.samhsa. gov/data/sites/default/files/NSDUH-DetTabs-2015/NSDUH-DetTabs-2015/ NSDUH-DetTabs-2015.pdf

(3) Leggett, T. (2006). A review of the world cannabis situation. *Bull Narc, 58*(1- 2), 1-155.

(4) United Nations Office on Drugs and Crime. (2014). *World drug report 2014*. Retrieved from https://www.unodc.org/documents/wdr2014/ World Drug Report 2014 web.pdf

(5) Statistics Canada. (2015). *Canadian Tobacco, Alcohol and Drugs Survey (CTADS) 2015 summary*. Retrieved from https://www.canada.ca/en/health-canada/services/canadian-tobacco-alcohol-drugs-survey/2015-summary.html

(6) ER Visits for Kids Rise Significantly After Pot Legalized in Colorado (2017, May 5th), *NBC News*. Retrieved from https://www.nbcnews.com/health/health-news/er-visits-kids-rise-significantly-after-pot-legalized-colorado-n754781

(7) Center for Behavioral Health Statistics and Quality. (2013) *Drug Abuse Warning Network, 2011: National Estimates of Drug-Related Emergency Department Visits*. Substance Abuse

and Mental Health Services Administration, Rockville, MD. Retrieved from https://w w w.samhsa.gov/data/sites/default/ files/ DAWN2k11ED/DAWN2k11ED/DAWN2k11ED.pdf

(8) Steinmetz, K. (2017, April 20th). 420 Day: Why There Are So Many Different Names for Weed. *Time Magazine.* Retrieved from http://time. com/4747501/420-day-weed-marijuana-pot-slang/

(9) George, T., & Vaccarino, F. (Eds.). (2015). *Substance abuse in Canada: The Effects of Cannabis Use during Adolescence.* Ottawa, ON: Canadian Centre on Substance Abuse. Retrieved from http://www.ccsa.ca/Resource%20Library/ CCSA-Effects-of-Cannabis-Use-during-Adolescence-Report-2015-en.pdf

(10) Anthony, J. C., Warner, L. A., & Kessler, R. C. (1994). Comparative epidemiology of dependence on tobacco, alcohol, controlled substances, and inhalants: Basic findings from the national comorbidity survey. *Experimental and Clinical Psychopharmacology, 2*(3), 244.

(11) Lopez-Quintero, C., de los Cobos, José Pérez, Hasin, D. S., Okuda, M., Wang, S., Grant, B. F., & Blanco, C. (2011). Probability and predictors of transition from first use to dependence on nicotine, alcohol, cannabis, and cocaine: Results of the national epidemiologic survey on alcohol and related conditions (NESARC). *Drug and Alcohol Dependence, 115*(1), 120-130.

(12) Anthony, J.C. (2006). The epidemiology of cannabis dependence. *Cannabis Dependence: Its Nature, Consequences and Treatment.* Cambridge, UK: Cambridge University Press. 58-105.

(13) Committee opinion no. 637: Marijuana use during pregnancy and lactation. (2015). *Obstetrics & Gynecolog y, 126*(1), 234-238. Retrieved from https://journa ls.lw w.com/greenjourna l/ Fu lltext/2015/07000/ Committee Opinion No 637 Marijuana Use During.48.aspx

(14) Metz, T. D., & Stickrath, E. H. (2015). Marijuana use in pregnancy and lactation: A review of the evidence. *American Journal of Obstetrics and Gynecology, 213*(6), 761-778.

(15) Goldschmidt, L., Richardson, G. A., Willford, J. A., Severtson, S. G., & Day, N. L. (2012). School achievement in 14-year-old youths prenatally exposed to marijuana. *Neurotoxicology and Teratology, 34*(1), 161-167.

(16) Goldschmidt, L., Richardson, G. A., Willford, J., & Day, N. L. (2008). Prenatal marijuana exposure and intelligence test performance at age 6. *Journal of the American Academy of Child & Adolescent Psychiatry, 47*(3), 254-263.

(17) Volkow, N. D., Wang, G., Fowler, J. S., & Tomasi, D. (2012). Addiction circuitry in the human brain. *Annual Review of Pharmacology and Toxicology, 52,* 321-336.

(18) Merline, A., Jager, J., & Schulenberg, J. E. (2008). Adolescent risk factors for adult alcohol use and abuse: Stability and change of predictive value across early and middle adulthood. *Addiction, 103*(s1), 84-99.

(19) Zimmermann, P., Wittchen, H., Waszak, F., Nocon, A., Höfler, M., & Lieb, R. (2005). Pathways into ecstasy use: The role of prior cannabis use and ecstasy availability. *Drug and Alcohol Dependence, 79*(3), 331-341.

(20) NIDA.(2018). Marijuana. Retrieved from https://www. drugabuse.gov/drugs- abuse/marijuana on January 19, 2018

(21) Weinberger, A. H., Platt, J., & Goodwin, R. D. (2016). Is cannabis use associated with an increased risk of onset and persistence of alcohol use disorders? A three- year prospective study among adults in the united states. *Drug and Alcohol Dependence, 161,* 363-367.

(22) Meier, M. H., Caspi, A., Ambler, A., Harrington, H., Houts, R., Keefe, R. S., . . . Moffitt, T. E. (2012). Persistent cannabis users show neuropsychological decline from childhood to midlife. *Proceedings of the National Academy of Sciences of the United States of America, 109*(40), E2657-64. doi:10.1073/ pnas.1206820109 [doi].

(23) Center for Behavioral Health Statistics and Quality. (2013) *Drug Abuse Warning Network, 2011: National Estimates of Drug-Related Emergency Department Visits.* Substance Abuse

and Mental Health Services Administration, Rockville, MD. Retrieved from https://www.samhsa.gov/data/sites/default/ files/ DAWN2k11ED/DAWN2k11ED/DAWN2k11ED.pdf

(24) Degenhardt, L., Chiu, W., Sampson, N., Kessler, R. C., Anthony, J. C., Angermeyer, M., . . . Huang, Y. (2008). Toward a global view of alcohol, tobacco, cannabis, and cocaine use: Findings from the WHO world mental health surveys. *PLoS Medicine, 5*(7), e141.

(25) Moore, T. H., Zammit, S., Lingford-Hughes, A., Barnes, T. R., Jones, P. B., Burke, M., & Lewis, G. (2007). Cannabis use and risk of psychotic or affective mental health outcomes: A systematic review. *The Lancet, 370*(9584), 319-328.

(26) Grant, C. N., & Bélanger, R. E. (2017). Cannabis and Canada's children and youth. *Paediatrics & Child Health, 22*(2), 98-102.

(27) Arendt, M., Rosenberg, R., Foldager, L., Perto, G., & Munk-Jorgensen, P. (2005). Cannabis-induced psychosis and subsequent schizophrenia-spectrum disorders: Follow-up study of 535 incident cases. *The British Journal of Psychiatry: The Journal of Mental Science, 187*, 510-515. doi:187/6/510 [pii]

(28) American Thoracic Society. (2017). *Smoking marijuana and the lungs.* Retrieved from https://www.thoracic.org/patients/ patient-resources/resources/marijuana.pdf

(29) Leefeldt, E. (2017, June 22). Legal pot and car crashes: Yes, there's a link. *CBS News.* Retrieved from https://www.cbsnews. com/news/legal-pot-and-car-crashes-yes-theres-a-link/

(30) Elvik, R. (2013). Risk of road accident associated with the use of drugs: A systematic review and meta-analysis of evidence from epidemiological studies. *Accident Analysis & Prevention, 60*, 254-267.

(31) Center for Behavioral Health Statistics and Quality. (2013) *Drug Abuse Warning Network, 2011: National Estimates of Drug-Related Emergency Department Visits.* Substance Abuse and Mental Health Services Administration, Rockville, MD. Retrieved from https://www.samhsa.gov/data/sites/default/ files/ DAWN2k11ED/DAWN2k11ED/DAWN2k11ED.pdf

(32) Lenné, M. G., Dietze, P. M., Triggs, T. J., Walmsley, S., Murphy, B., & Redman, J. R. (2010). The effects of cannabis and alcohol on simulated arterial driving: Influences of driving experience and task demand. *Accident Analysis & Prevention, 42*(3), 859-866.

(33) Hartman, R. L., & Huestis, M. A. (2013). Cannabis effects on driving skills.*Clinical Chemistry, 59*(3), 478-492. doi:10.1373/clinchem.2012.194381 [doi]

(34) Asbridge, M., Poulin, C., & Donato, A. (2005). Motor vehicle collision risk and driving under the influence of cannabis: Evidence from adolescents in atlantic canada. *Accident Analysis & Prevention, 37*(6), 1025-1034. Retrieved from http://www.bmj.com/content/bmj/344/bmj.e536.full.pdf

(35) Dwivedi, Y. (2012). *The Neurobiological Basis of Suicide*. Boca Raton (FL): CRC Press/Taylor & Francis. Retrieved from https://www.ncbi.nlm.nih.gov/books/ NBK107200/

(36) Serra, G., & Fratta, W. (2007). A possible role for the endocannabinoid system in the neurobiology of depression. *Clinical Practice and Epidemiology in Mental Health, 3*(1), 25.

(37) Asbridge, M., Poulin, C., & Donato, A. (2005). Motor vehicle collision risk and driving under the influence of cannabis: Evidence from adolescents in atlantic canada. *Accident Analysis & Prevention, 37*(6), 1025-1034.

(38) Carliner, H., Mauro, P. M., Brown, Q. L., Shmulewitz, D., Rahim-Juwel, R., Sarvet, A. L., . . . Hasin, D. S. (2017). The widening gender gap in marijuana use prevalence in the US during a period of economic change, 2002–2014. *Drug and Alcohol Dependence, 170*, 51-58.

(39) Rubino, T., Zamberletti, E., & Parolaro, D. (2012). Adolescent exposure to cannabis as a risk factor for psychiatric disorders. *Journal of Psychopharmacology, 26*(1), 177-188.

(40) Rey, J. M., Sawyer, M. G., Raphael, B., Patton, G. C., & Lynskey, M. (2002).Mental health of teenagers who use cannabis. results of an australian survey. *The British Journal of Psychiatry : The Journal of Mental Science, 180*, 216-221.

(41) Association des Médecins Psychiatres du Québec (AMPQ). *Legalization of Cannabis: Let's protect Future Generations.* position paper (2017, June 3). Retrieved from http://ampq.org/wp-content/uploads/2017/06/enonce-de-positionanglais1.pdf

(42) Thomas et al. (2014). Adverse cardiovascular, cerebrovascular, and peripheral vascular effects of marijuana inhalation: what cardiologists need to know. American Journal of Cardiology 113(1): 187–90. http://www.ajconline.org/article/S0002-9149(13)01976-0/fulltext

(43) Wang et al. (2016). One minute of marijuana secondhand smoke exposure substantially impairs vascular endothelial function. Journal of the American Heart Association. 5(8). https://www.ncbi.nlm.nih.gov/pmc/articles/PMC5015303/

(44) Bourque J, Afzali MH, Conrod PJ. Association of Cannabis Use With Adolescent Psychotic Symptoms. *JAMA Psychiatry.* 2018;75(8):864–866. doi:10.1001/ jamapsychiatry.2018.1330

(45) Gregory B. Bovasso. (2001). Cannabis Abuse as a Risk Factor for Depressive Symptoms. *American Journal of Psychiatry.* 158(12), 2033-2037. doi:10.1176/ appi.ajp.158.12.2033

(46) Patton, G. C., Coffey, C., Carlin, J. B., Degenhardt, L., Lynskey, M., & Hall, W. (2002). Cannabis use and mental health in young people: cohort study. *BMJ.* 2002; 325:1195. doi:10.1136/bmj.325.7374.1195

(47) Wittchen, H.-U., Fröhlich, C., Behrendt, S., Günther, A., Rehm, J., Zimmermann, P., . . . Perkonigg, A. (2007). Cannabis use and cannabis use disorders and their relationship to mental disorders: A 10-year prospective- longitudinal community study in adolescents. *Drug & Alcohol Dependence.* 2006; 88, S60-S70. doi:10.1016/j.drugalcdep.2006.12.013

(48) Coffey, C., & Patton, G. C. (2016). Cannabis Use in Adolescence and Young Adulthood: A Review of Findings from the Victorian Adolescent Health Cohort Study. *Can J Psychiatry.* 2016 Jun; 61(6): 318-27. doi:10.1177/0706743716645289

(49) Hayatbakhsh, M. R., Najman, J. M., Jamrozik, K., Mamun, A. A., Alati, R., & Bor, W. (2007). Cannabis and Anxiety and

Depression in Young Adults: A Large Prospective Study. *Journal of the American Academy of Child & Adolescent Psychiatry.* 2007;46(3), 408-417. doi:10.1097/chi.0b013e31802dc54d

(50) Degenhardt, L., Hall, W., & Lynskey, M. (2003). Exploring the association between cannabis use and depression. *Addiction.* 2003; 98(11), 1493-1504. doi:10.1046/j.1360-0443.2003.00437.x

(51) Fergusson, D. M., Horwood, L. J., & Swain-Campbell, N. (2002). Cannabis use and psychosocial adjustment in adolescence and young adulthood. *Addiction.* 2002 Sep; 97(9):1123-35. doi:10.1046/j.1360-0443.2002.00103.x

(52) Windle, M., & Wiesner, M. (2004). Trajectories of marijuana use from adolescence to young adulthood: Predictors and outcomes. *Development and Psychopathology.* 2004; 16(4), 1007-1027. doi:10.1017/S0954579404040118

(53) Crippa, J. A., Zuardi, A. W., Martín-Santos, R., Bhattacharyya, S., Atakan, Z., McGuire, P., & Fusar-Poli, P. (2009). Cannabis and anxiety: a critical review of the evidence. *Human Psychopharmacology.* 2009 Oct; 24(7), 515-523. doi:10.1002/hup.1048

(54) Gray KM, Watson NL, Carpenter WJ, et al. N-acetylcysteine (NAC) in young marijuana users: an open-label pilot study. Am J Addict. 2010;19:187-189.

(55) Sheryl A. Ryan,MD,FAAP, Seth D. Ammerman,MD, FAAP, FSAHM, DABAM,Mary E. O'Connor,MD, MPH,FAAP (2018). Marijuana use during pregnancy and breastfeeding, implication for Neonatal and childhood Outcomes. American Academy of Pediatrics, Volume 142. Number 3, Septemember 2018: e20181889

(56) Centers for Disease Control and Prevention (CDC): Today's Heroin Epidemic. Retrieved from: https://www.cdc.gov/vitalsigns/heroin/index.html

(57) Patterson DA, Smith E, Monahan M, et al. Cannabinoid hyperemesis and compulsive bathing: a case series and paradoxical pathophysiological explanation. J Am Board Fam Med. 2010;23(6):790–793.

(58) Fleming JE, Lockwood S. Cannabinoid Hyperemesis Syndrome. *Fed Pract.* 2017 Oct; 34(10):33-36. PubMed PMID: 30766236; PubMed Central PMCID: PMC6370410.

(59) Kim, H. S., Anderson, J. D., Saghafi, O., Heard, K. J., & Monte, A. A. (2015). Cyclic vomiting presentations following marijuana liberalization in Colorado. *Academic emergency medicine : official journal of the Society for Academic Emergency Medicine, 22*(6), 694–699. doi:10.1111/acem.12655

(60) Habboushe J1, Rubin A1, Liu H1, Hoffman RS1The Prevalence of Cannabinoid Hyperemesis Syndrome Among Regular Marijuana Smokers in an Urban Public Hospital. Basic Clin Pharmacol Toxicol. 2018 Jun;122(6):660-662. doi: 10.1111/bcpt.12962. Epub 2018 Feb 23.

(61) Gobbi G, Atkin T, Zytynski T, et al. Association of Cannabis Use in Adolescence and Risk of Depression, Anxiety, and Suicidality in Young Adulthood: A Systematic Review and Meta-analysis. JAMA Psychiatry. Published online February 13, 201976(4):426-434. doi:10.1001/jamapsychiatry.2018.4500

(62) Montreal hospital sees spike in children with cannabis intoxication (May 16, 2019) CTV News. CTV Montreal's Cindy Sherwin. https://www.ctvnews.ca/health/montreal-hospitalsees-spike-in-children-with-cannabis-intoxication-1.4426134

(63) Terrie E. Moffitt, Madeline H. Meier, Avshalom Caspi, and Richie Poulton. Reply to Rogeberg and Daly: No evidence that socioeconomic status or personality differences confound the association between cannabis use and IQ decline. PNAS March 12, 2013 110 (11) E980-E982; https://doi.org/10.1073/pnas.1300618110